乳房假体
——临床与影像

主　编　崔立刚　何　萍　尹诗璐

副主编　李　比　王晓华　谭　石

编　者（按姓名汉语拼音排序）

崔立刚（北京大学第三医院）

何　萍（北京大学第三医院）

李　比（北京大学第三医院）

李钰萌（北京市海淀医院）

孙　阳（北京大学第三医院）

谭　石（北京大学第三医院）

王晓华（北京大学第三医院）

杨诗源（北京大学第三医院）

尹诗璐（北京大学第三医院）

朱　巧（北京大学第三医院）

北京大学医学出版社

RUFANG JIATI——LINCHUANG YU YINGXIANG

图书在版编目（CIP）数据

乳房假体：临床与影像 / 崔立刚，何萍，尹诗璐主编. -- 北京：北京大学医学出版社，2025. 1. -- ISBN 978-7-5659-3295-3

Ⅰ. R655.804

中国国家版本馆CIP数据核字第2025NA9100号

乳房假体——临床与影像

主　　编：崔立刚　何　萍　尹诗璐

出版发行：北京大学医学出版社

地　　址：（100191）北京市海淀区学院路 38 号　北京大学医学部院内

电　　话：发行部 010-82802230；图书邮购 010-82802495

网　　址：http：//www.pumpress.com.cn

E — mail：booksale@bjmu.edu.cn

印　　刷：北京金康利印刷有限公司

经　　销：新华书店

责任编辑：冯智勇　　责任校对：靳新强　　责任印制：李　啸

开　　本：787 mm × 1092 mm　1/16　印张：7.75　字数：198 千字

版　　次：2025 年 1 月第 1 版　2025 年 1 月第 1 次印刷

书　　号：ISBN 978-7-5659-3295-3

定　　价：80.00 元

本书由

北京大学医学出版基金资助出版

前　言

　　超声检查作为乳腺病变筛查和诊断的影像工具，已在临床实践中得到广泛应用。随着美国放射学会乳腺影像报告与数据系统（ACR BI-RADS）的普及，乳腺病变的超声评估变得更加规范化和易于掌握。随着乳房手术技术的进步和女性审美理念的更新，人们对乳房外形有了更高的要求，隆乳手术变得更为普及。因此，乳房假体植入术后的超声评估需求日益增加，这成为超声医生面临的一个新的挑战。

　　但我们发现，目前尚无专业书籍系统地关注乳房假体植入后的影像学评估。得益于我院（北京大学第三医院）成形外科在乳房假体植入方面多年的临床经验和病例实践，我们积累了大量包括超声影像在内的影像学资料，更为珍贵的是这些资料大部分都得到了手术病理、长期随访或影像学互相补充等方式的证实。为了方便影像学同仁，特别是超声医生更加有的放矢地评估乳房假体，我院超声科、成形外科和放射科三科联手，从乳房假体的类型及特点、假体植入后的临床表现及并发症，以及正常与异常的影像学表现等方面进行了全面总结和阐述。

　　本书不仅为超声医生提供了宝贵的实践指导，也为放射科医生和成形外科医生提供了参考。我们希望通过分享我们的经验和见解，促进跨学科的交流与合作，共同提高乳房假体植入术后影像学评估的专业水平，为患者提供更高质量的医疗服务。最后，感谢海淀创新转化专项项目（HDCXZHKC2023209）的基金支持，为本书的顺利出版提供了重要保障。

崔立刚

目　录

第一章

女性乳房形态及解剖概述

乳房是女性躯体重要的美学标志。众多求美者为了追求圆润挺拔的乳房外形，选择通过医美手术的方式增大乳房体积、挺拔乳房形态。目前，假体植入隆乳术已经成为全球最为流行的医美手术项目之一，其目的是在保证安全的前提下，通过手术的方式植入人工乳房假体，从而使求美者获得良好、稳定且持久的乳房形态。全面掌握与假体隆乳手术相关的解剖学知识，是手术安全有效进行的基础。

第一节　乳房的基本形态

女性乳房在青春期发育完全后，具有其独特的形态特点。发育正常的乳房形态并不能简单地描述为圆形或者是球形。在直立位时从侧面观察，乳房的上半部分呈一个弧度较平滑的向前下方突出的斜面，下半部分则相对饱满，呈一个圆润的弧度，乳头一般位于乳房的最凸点。直立位时从正面观察，乳房上半部分相对扁平，而下半部分则相对饱满圆润，类似水滴状。在直立位时，非下垂的乳房位置一般位于第 2～6 肋的胸大肌表面。对于发育良好而丰满的乳房，能够明显分辨出其在胸壁上的边界范围，但是对于较小而扁平的乳房，其边界往往不甚清晰。乳房的主要结构包括乳房的皮肤、乳头乳晕复合体、腺体、导管、结缔组织、脂肪组织、血管、神经、淋巴管等。乳房皮肤的厚度及弹性、乳头乳晕复合体的大小及位置，以及乳房内实质及间质成分的含量和密度等均会影响乳房的形态。目前常用以乳头为一侧端点的径线来描述成年女性乳房的大小及形态，是较为公认的标准，包括在站立或坐位时：胸骨切迹至乳头的距离（sternal notch to nipple，SN-N）一般为 19～21 cm；锁骨中点至乳头的距离（midclavicle to nipple，C-N）一般为 19～21 cm；乳头至乳房下皱襞的距离（nipple to inframammary fold，N-IMF）一般为 5～7 cm；乳头至前正中线的距离（nipple to midline，N-M）一般为 9～11 cm（图 1.1）。不同体型的女性，其径线数值可以有比较明显的差异，同一女性在平卧或者半卧位时，随着乳房在胸壁上的位置移动以及形态改变，其乳房径线的测量数值也会发生相应变化。

女性乳房的形态并不是一成不变的。随着怀孕、哺乳等生活事件的发生，女性乳房的体积以及形态会发生相应的变化。同时，随着年龄的逐渐增长，乳房组织发生自然衰老松弛，乳房会逐渐出现下垂。

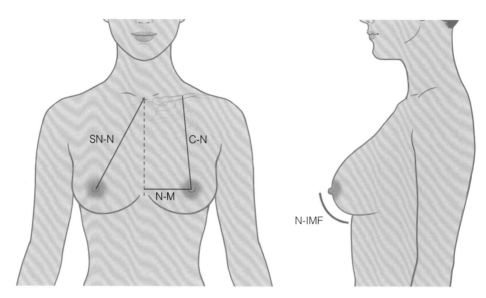

图 1.1　乳房测量径线示意图。分别为：胸骨切迹至乳头的距离（SN-N）、锁骨中点至乳头的距离（C-N）、乳头至乳房下皱襞的距离（N-IMF）、乳头至前正中线的距离（N-M）

第二节　乳房的解剖结构

　　乳房的主要结构有乳房的皮肤、乳头乳晕复合体、腺体、导管、结缔组织、脂肪组织、血管、神经、淋巴管等。这些结构的大小、密度以及位置均是假体隆乳手术需要关注的问题。

一、乳腺组织

　　女性乳腺组织位于乳房皮肤深方，周围分布着大量的脂肪组织。每侧乳腺腺体由 15 ~ 20 个腺叶组成，每个腺叶又被纤维结缔组织分隔成多个腺小叶，腺小叶由小乳管以及腺泡组成。每个腺叶都有其单独的乳管，乳管及腺叶以乳头为中心呈放射状排列，小乳管向乳头的方向逐渐汇聚成为较大的乳管，在乳头下方扩张成乳窦，并开口于乳头乳晕复合体（图 1.2）。

二、结缔组织

　　乳腺的腺叶、腺小叶及腺泡之间均有结缔组织间隔。乳房内的结缔组织主要来自浅筋膜系统。浅筋膜系统分为深、浅两层包裹乳腺组织，浅筋膜浅层使腺体组织与乳房真皮深处紧密连接，浅筋膜深层则与胸大肌筋膜之间形成较为疏松的乳腺后间隙，这一疏松间隙使得乳房在胸壁上具有一定的移动度。浅筋膜深、浅层与腺叶之间有许多连接的纤维束，称为乳房悬韧带（Cooper 韧带），对乳腺组织起着支撑以及悬吊作用。随着衰老，乳房悬韧带逐渐发生松弛，是导致乳房下垂的重要原因之一（图 1.2）。

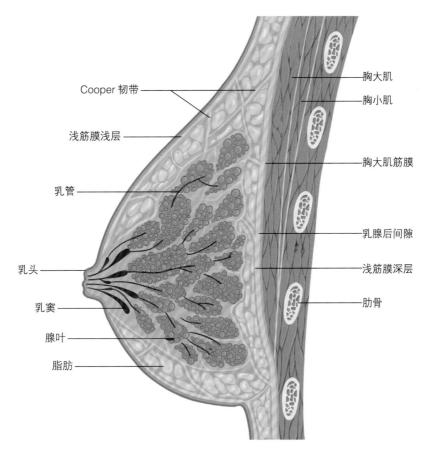

乳头

乳窦

腺叶

脂肪

Cooper 韧带

浅筋膜浅层

乳管

胸大肌

胸小肌

胸大肌筋膜

乳腺后间隙

浅筋膜深层

肋骨

图 1.2　女性乳房及胸壁解剖结构示意图

三、血液供应

乳房的血液供应主要来自胸廓内动脉穿支、胸外侧动脉、胸肩峰动脉、前外侧肋间动脉穿支及前内侧肋间动脉穿支等。胸廓内动脉的肋间穿支为乳房内侧以及中央部分提供血液供应，其从锁骨下动脉发出后，沿着肋骨发出穿支，经肋间隙进入乳房的内上侧部分，是乳房血供的最主要来源。这些穿支在假体隆乳手术中进行假体置放腔隙剥离时，需注意保护。胸外侧动脉来自腋动脉，于胸大肌外侧边界进入乳房，提供乳房上外侧的血液供应。乳头以及乳晕内上方的血液供应主要来自胸廓内动脉，外下方的血液供应主要来自胸外侧动脉及肋间动脉外侧穿支（图 1.3）。

四、神经支配

乳房的感觉神经支配包括颈丛的分支、胸肋间神经的前外侧和前内侧分支。乳头乳晕的神经支配以第 4 肋间神经外侧皮支为主，在乳房整形术中应尽量避免损伤肋间神经向乳头的分支，以保持乳头的良好感觉。

五、淋巴回流

乳房的皮下、腺体、小叶间均有着非常丰富的淋巴管网络。乳房的淋巴输出主要有4条途径：①大部分淋巴液经胸大肌外侧缘淋巴结进入腋窝淋巴结，再经锁骨下淋巴结、锁骨上淋巴结，最后经胸导管或右侧淋巴管进入血液循环。②部分内侧淋巴液经胸骨旁淋巴结进入锁骨上淋巴结。③乳房深部淋巴网途径。④乳房皮肤淋巴网途径。两侧乳房皮下有交通淋巴管，可相互引流（图 1.3）。

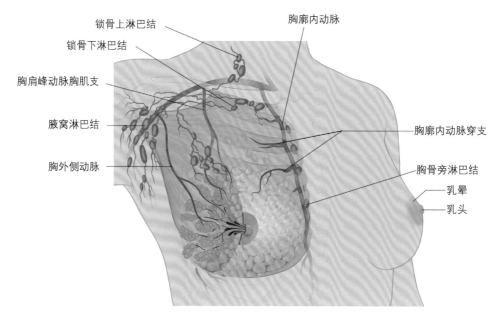

图 1.3 女性乳房的血液供应、淋巴回流示意图

六、乳头乳晕复合体

乳头乳晕复合体是乳房表面非常重要的标志点。乳头及乳晕表面均被覆特有的色素皮肤。乳头乳晕深处的平滑肌纤维，使其在受到刺激后能够产生乳头勃起的表现。一些经乳头乳晕做切口的手术需注意尽量保护色素皮肤以及乳头乳晕的血液供应及神经支配，在假体隆乳术中进行假体置放腔隙的剥离时，保护乳头乳晕的血液供应以及神经支配至关重要（图 1.3）。

第三节　隆乳术相关胸壁解剖结构

　　乳房在胸壁上主要附着于胸大肌表面，少部分可覆盖到前锯肌、腹外斜肌以及腹直肌表面。胸大肌位于乳腺后间隙的深方，是假体隆乳术中涉及的主要肌肉。胸大肌起于锁骨内侧、胸骨外侧以及第1～6肋软骨，以扁腱向外侧止于肱骨大结节嵴，使手臂内收、内旋以及前屈。其血液供应主要来自胸肩峰动脉，神经支配主要来自胸内侧及外侧神经。在假体隆乳手术中，胸大肌宽大的肌肉可以为假体表面提供一定厚度的组织覆盖，使乳房假体获得更好的遮盖而不容易被看出或者被触及。然而，胸大肌的起止及走行特点决定了乳房假体的外下部分无法完全受到胸大肌的覆盖。尽管能够为假体提供额外的组织覆盖，胸大肌的运动特点也会对假体隆乳术后的乳房外形产生影响，其中以术后动态畸形较为常见，当胸大肌收缩时位于其深方的假体受挤压可发生移位及变形，表现为乳房变硬以及局部变形，而当肌肉放松时，这一表现消失。因此，当假体隆乳手术选择将假体置于胸大肌后方时，适当地在乳房下皱襞上方一定水平离断胸大肌，可以减少因胸大肌收缩而带来的术后乳房形态及手感问题（图1.4）。

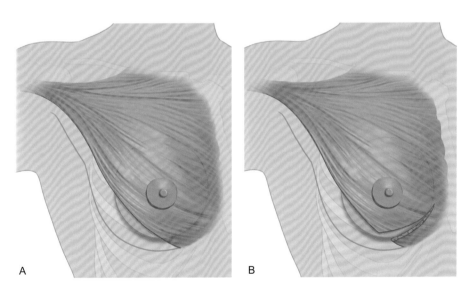

图 1.4　胸大肌走行及其与假体的覆盖关系
A. 乳房假体的外下部分无法完全受到胸大肌的覆盖。B. 适当地在乳房下皱襞上方一定水平离断胸大肌，可以减少因胸大肌收缩而带来的术后乳房形态及手感问题

胸壁骨骼的形态可以直接影响乳房的形态。鸡胸、漏斗胸等胸壁结构的畸形可以直观地影响乳房的凸度以及宽度。双侧胸壁骨性结构的不对称也会对乳房体积及形态的对称性造成影响。同时，胸廓结构异常会增加假体隆乳手术的操作难度。例如在经腋窝切口应用内窥镜进行假体置放腔隙的剥离时，过于凸起的胸壁骨骼结构会直接阻碍内窥镜手术器械的置入、遮挡内窥镜视野以及挤压操作空间，使得手术操作难度增大，出血以及气胸的发生风险增加。

参考文献

[1] 王炜.中国整形外科学[M].杭州:浙江科学技术出版社,2019.
[2] 莫里斯·纳哈内迪安.麦卡锡整形外科学:乳房卷(第4版)[M].江华,范巨峰,朱晓海译.北京：人民卫生出版社,2021.
[3] 吴洪海,张海东.局部解剖学[M].南京:江苏凤凰科学技术出版社,2017.
[4] 弗兰克·奈特.奈特人体解剖学彩色图谱(第8版)[M].张卫光.译.北京:人民卫生出版社,2024.

第二章

乳房假体植入物与隆乳术

第一节 乳房假体概述

一、乳房假体的演变

在人类隆乳术的发展历史中，出现过多种用于填充乳房的材料，这些材料根据自身性状及特点的不同，具有不同的植入方式。成形的乳房假体，具有一定的形状以及大小，需通过手术切口植入到乳房特定层次，从而改变乳房的形状、轮廓以及大小。其主要包括两种类型：一类是硅胶乳房假体，由硅胶外壳以及其内填充的硅胶所构成；另一类是盐水填充假体，是先将未充注盐水的假体通过手术的方式植入乳房内，然后再通过特定管道注入生理盐水溶液使假体膨胀到一定形态。有的乳房填充材料则是通过注射的手段填充入乳房内的，这些材料往往呈凝胶或者是流体状态，如配制后的英捷尔法勒（奥美定）、液体硅胶等，这些注射材料具有很大的安全隐患，并且均因为在注射之后出现严重的并发症，已经被禁止应用于隆乳手术中。自体脂肪颗粒也是通过注射的方式移植入乳房从而达到增大乳房体积的目的，并且，其填充后的乳房手感自然，是目前除假体外另一流行的乳房填充材料。

在假体隆乳手术中，通过植入乳房假体来实现乳房体积的增加以及乳房形态轮廓的改善。人类乳房假体的历史最早可以追溯到 20 世纪 60 年代，始于第一个由硅胶弹性外壳包裹着中等黏度硅胶的假体的产生。之后经历了早期假体植入后并发症的爆发以及不断的技术改进，最终成为目前被批准应用于临床隆乳手术的乳房假体。

（一）乳房假体的问世及早期探索

在第一代硅胶乳房假体问世之前，为了满足女性对于增大乳房体积以及改善乳房形态轮廓的渴望，医生们进行了多种尝试。1895 年，Czerny 首次报道了应用自体的脂肪瘤移植到乳房中进行隆乳的尝试。在 20 世纪早期，出现了应用液体石蜡、液体硅胶以及塑料聚合物制备而成的乳房植入物进行隆乳的尝试，但是这些材料在植入乳房之后因大量并发症的出现而最终被弃用。

1962 年 Cronin 和 Gerow 推出了第一代硅胶乳房假体，主要由光滑的硅胶弹性外壳以及中等黏度的硅胶填充物组成，假体的背面还设计有涤纶固定贴片。这一假体由 Dow Corning 公司生产并投入美国市场应用于隆乳手术中。1964 年，法国 Arion 公司开发并获得了第一个充注式乳房假体的专利，次年充注式盐水假体开始应用于临床。20 世纪 70 年代，Dow Corning 公司研发并生产出第二代硅胶乳房假体。第二代硅胶乳房假体较第一代具有更薄的硅胶外壳，其内填充了黏合度较低的硅胶，并且去掉了假体背面的涤纶固定贴片。第三代硅胶乳房假体问世于 20 世纪 80 年代，具有更厚的多层弹性硅胶外壳，以降低假体渗漏及破裂概率。在 1976 年美国国会通过《医疗器械修正案》之前，乳房假体的临床应用并没有受到美国食品药品监督管理局（Food and Drug Administration, FDA）医疗器械相关法规的约束，而且当时也没有关于这些乳房假体植入后的安全性调查和系统的研究数据，但是，仍有成千上万的女性选择了应用这些假体进行隆乳手术，以改善乳房的体积与形态。

（二）硅胶乳房假体的问题爆发期

20 世纪 80 年代，医学文献中开始出现了一些关于硅胶乳房假体植入后不良事件的报道。并且，随着假体植入手术例数的增多，这些假体移植术后并发症的发生也逐渐增加，包括假体破裂、渗漏以及包膜挛缩等。这些并发症的频繁出现，引起了美国 FDA 的重视。1976 年，美国国会通过了《医疗器械修正案》，授予 FDA 对包括乳房假体在内的医疗器械上市前、后的监管权限。该法案授权 FDA 将所有医疗器械基于风险分成三类。最初，FDA 的整形外科器械顾问小组建议将乳房假体列为二类器械，即"遵守一般管控和性能标准"的器械。1982 年，顾问小组再次建议 FDA 将乳房假体列为三类器械，这类器械必须"要证明安全性和有效性"，才能继续在市场上销售及应用。1988 年，美国 FDA 正式将乳房假体认定为三类医疗器械，这意味着乳房假体的上市以及临床应用将受到 FDA 最为严格的审查以及批准。

受到 1988 年美国 FDA 对乳房假体相关立法的影响，第四代硅胶乳房假体的制造标准和质量控制比以往任何时候都更加严格，并且有不同的表面纹理及形态的产品可供选择。20 世纪 90 年代初，在立法管控之前移植的硅胶乳房假体频繁爆发不良事件，硅胶乳房假体的安全性受到严重质疑，FDA 再次对硅胶乳房假体进行了评估。评估结果认为支持乳房假体安全性和有效性的证据不足，并因此在 1992 年 2 月禁止了硅胶乳房假体在美国的使用。同年 4 月，这一禁令被撤销，但硅胶乳房假体的使用仅限于乳房重建、先天性畸形矫正等修复重建手术中。在硅胶乳房假体被禁止用于医美隆乳手术期间，盐水充注式乳房假体成为其主要的替代物，并在一段时间内成为美国隆乳手术中的主要应用的假体。

（三）硅胶乳房假体的争议时期

第五代硅胶乳房假体具有高度黏合的硅胶填充以及粗糙表面的硅胶外壳。在这一时期，人们对硅胶乳房假体安全性的质疑从未停止过，对硅胶假体可能致癌的恐惧，以及硅胶材料可能引起身体其他疾病的恐惧一直持续。这一时期陆续开发并生产了一些新的乳房假体，其中一些假体在临床应用之后因为安全问题被停用。如瑞士 LipoMatrix 公司生产的甘油三酯可调性假体（Trilucent Adiustable Breast Implant），这种假体内填充了植物甘油三酯。其在植入乳房后早期的破裂率很高，甘油三酯填充物渗出与有毒氧化产物的形成有关，可导致明显的炎症反应。此外，英国药品和健康产品监管局（Medicines and Healthcare Product Regulatory Agency, MHRA）还发现，Trilucent 乳房植入物的降解可能与一些癌症和出生缺陷有关。法国 Poly Implant Prothèse（PIP）公司制造生产的乳房假体则被发现在制造过程中使用了未经批准的劣质工业级硅胶而非医用级硅胶。

2006 年硅胶乳房假体的制造商向 FDA 提交了有关硅胶乳房假体安全性的研究数据，证实了硅胶乳房假体作为乳房植入物的安全性以及稳定性，FDA 永久取消了对硅胶乳房假体的禁令，允许 22 岁以上女性使用硅胶乳房假体进行隆乳手术，这使得硅胶乳房假体在美国被重新批准用于医美隆乳手术中。

然而，随着对乳房假体相关间变性大细胞淋巴瘤（breast implant associated anaplastic large cell lymphoma, BIA-ALCL）的发现及报道，硅胶乳房假体的安全性再次受到了质疑。研究显示，毛面硅胶乳房假体和 BIA-ALCL 之间存在相关性。2019 年美国 FDA 下令从市场上召回所有 Allergan 公司生产的毛面硅胶乳房假体。尽管导致淋巴瘤形成的致病机制可能由多种病原学假设触发，如细菌污染、微粒外壳脱落、外壳与周围组织摩擦等，但由于受到 BIA-ALCL 的影响，在一些国家光面硅胶乳房假体的应用呈现上升趋势，以应对关于毛面硅胶乳房假体对身体健康影响的相关争议。

（四）乳房填充材料的未来

毛面硅胶乳房假体与 BIA-ALCL 之间的相关性，推动了新一代乳房假体的研发。第六代乳房假体有 Motiva Silk Smooth 假体、Nagor Perle lines 假体等。这些乳房假体被认为具备一些有助于减轻异物反应的特征，它们具有独特的仿生学结构，其内填充有符合人体工程学和流变学的硅凝胶。目前，自体脂肪组织已经成为除硅胶假体外主要的乳房植入物，尽管移植的自体脂肪颗粒存在坏死、吸收、形成结节等临床问题，但是用自体脂肪组织填充乳房具有手术切口小、填充的乳房手感自然等优点，并且能够避免由人工乳房假体植入而产生的异物反应。与此同时，3D 生物打印技术的发展也为乳房填充材料的研发提供了新的技术思路，该技术使用细胞和生长因子作为"墨水"来创建类似于脂肪和血管等自然组织的结构体，以尝试形成适合移植的新生器官。

二、乳房假体的主要类型及特点

熟悉假体的性质、分类以及不同假体的特点，在整形外科医师与患者的术前沟通中，以及假体的挑选过程中都至关重要。在术前沟通中充分告知假体特点，将更有利于患者了解假体相关风险、决定是否进行手术以及挑选适合自己的假体，同时，有助于医生在术后复查中早期发现和判断假体隆乳相关并发症的发生。乳房假体的分类方式多种多样，虽然在假体发展的历史长河中陆续出现多种不同材料及类型的假体，但随着临床应用的不断筛选，在当今乳房美容整形手术中，主要应用的假体按照其填充材料的不同，分为盐水填充乳房假体（盐水假体）以及硅胶填充乳房假体（硅胶假体）两类，而硅胶乳房假体是目前最为主要的植入用乳房假体。

（一）盐水假体

1964 年，法国 Arion 公司开发并获得了第一个充注式乳房假体的专利，次年充注式盐水假体开始应用于隆乳手术中。充注式盐水假体主要由硅胶外壳以及充注阀构成（图 2.1），在隆乳手术过程中，先将未充注的乳房假体通过手术的方式植入乳房中，再通过特定的管道注入适量的生理盐水，使外壳填充起来从而达到丰满乳房形态的效果。相比于较早由 Dow Corning 公司生产的硅胶乳房假体，尚未填充盐水的乳房假体可以通过更小的手术切

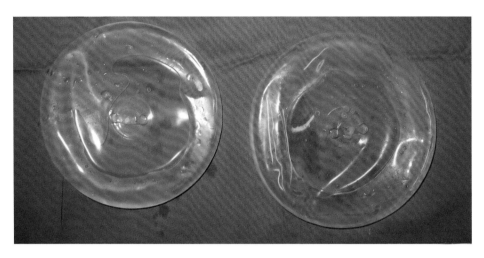

图 2.1 术中取出的盐水乳房假体照片

口植入乳房内。然而，盐水假体也有其自身的缺点，如容易发生破裂及渗漏，从而导致隆乳手术失败。尽管之后人们通过室温硫化技术制成了更为坚固的硅胶外壳，但是盐水乳房假体在植入后仍然存在其他明显问题。首先，水不具备天然乳房组织的弹性与柔韧度，使得盐水假体植入后的乳房触感缺乏真实乳房的手感。其次，当盐水填充度不够支撑假体外壳形态时，假体外壳通常会产生皱褶，这些皱褶痕迹可表现为乳房外观上较为明显的波纹感。但是，当外壳过度填充时，盐水假体会因过度膨胀而呈球形，并且缺少可揉捏变形感，使得乳房整体外观以及手感均非常不自然。

（二）硅胶假体

硅胶乳房假体根据其不同的特征可以分为不同的类型。按照外壳表面特点不同可以分为光面假体以及毛面假体，按照假体形状特点不同可以分为圆形假体以及解剖型假体，按照假体的凸度不同可以分为低凸、中高凸以及高凸假体，将这些不同的假体特点进行排列组合，又可以衍生出多种可供选择的假体类型。

1. 根据假体外壳特征分类

根据假体外壳表面特点的不同，可以将假体外壳分为粗毛面（macrotextured）、微毛面（microtextured）和光面（smooth）3 种类型（图 2.2、图 2.3）。光面假体更为柔软和易

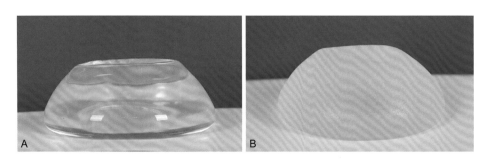

图 2.2 光面硅胶乳房假体（A）及毛面硅胶乳房假体（B）

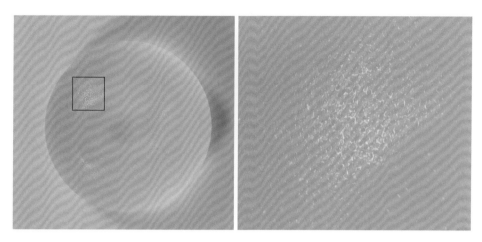

图 2.3 毛面硅胶乳房假体。右图为左图红色方框内区域的外壳纹理放大图像，清晰可见外壳凹凸纹理

于变形，因此其可以通过相对较小的手术切口植入，并且手感更加柔软。毛面假体的外壳凹凸有纹理，这些纹理使得组织可以长入凸起间的缝隙处，有利于加强假体表面的摩擦力和黏附力，从而保持假体在置放腔隙内的位置，降低假体发生旋转及移位的风险。

2. 根据假体形状分类

硅胶乳房假体按照形状可以分为圆形及解剖型假体两类（图 2.4、图 2.5）。解剖型假体的形状更接近人类乳房的自然形态，上半部分相对扁平，下半部分更为饱满，这种假体被认为在植入后能够赋予乳房更为自然的外观。此外，不同假体根据其凸度大小又可以分为低凸、中高凸以及高凸假体（图 2.6、图 2.7）。目前，国内学者普遍认同，在一些特定情况下更适合使用解剖型假体，比如胸廓畸形、管状乳房畸形（tubular/tuberous breast）、双侧乳房不对称或者是乳房上极组织覆盖薄弱等情况。

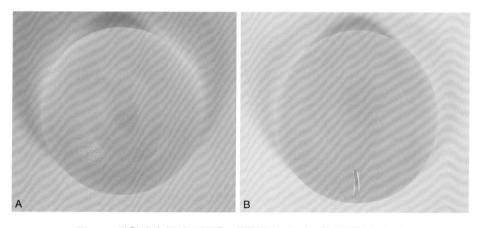

图 2.4 硅胶乳房假体正面观：圆形假体（A），解剖型假体（B）

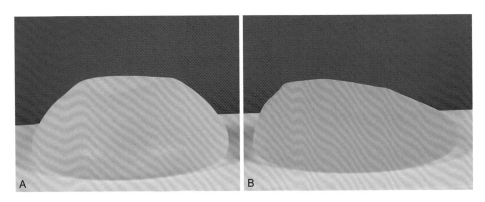

图 2.5　硅胶乳房假体侧面观。圆形假体（A），解剖型假体（B）

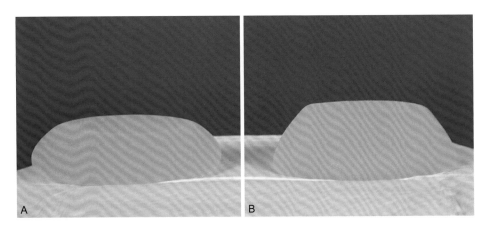

图 2.6　不同凸度硅胶乳房假体侧面观。低凸假体（A），中高凸假体（B）

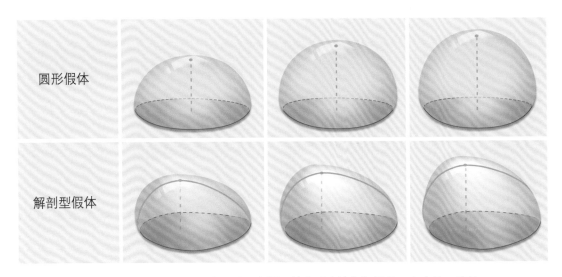

图 2.7　不同凸度硅胶乳房假体示意图，从左至右依次为低凸、中高凸、高凸

3. 根据填充硅胶的聚合度分类

硅胶乳房假体内填充的硅胶，通常根据其聚合度不同分为 3 个级别：低黏度（low cohesive）、中等黏度（moderate cohesive）和高黏度（high cohesive）（图 2.8）。在相同的条件下，低黏度的填充硅胶具有更大的流动性以及变形性，这使得假体整体手感更为柔软，但是一旦假体破裂，低黏度的填充硅胶容易分散到周围组织中，在取出破裂假体时难以完全清除干净散落在周围组织中的硅胶。高黏度硅胶聚合性强，几乎不流动，在假体破裂后也不易分散到组织中，易于彻底取出，但是填充高黏度硅胶的乳房假体手感相对偏硬，植入后的乳房手感会比自然的乳房手感偏硬。除了填充硅胶的聚合度，植入假体后的乳房手感还受到多种其他因素的影响，包括假体置放腔隙的大小、假体表面覆盖组织厚度以及皮肤弹性等。

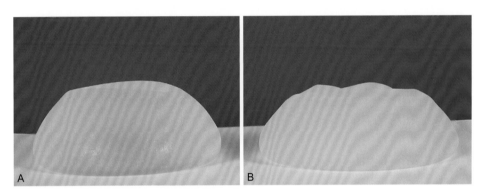

图 2.8　填充不同聚合度硅胶的假体。图 A 中假体填充的硅胶聚合度较图 B 中假体高

第二节　假体隆乳手术

硅胶乳房假体隆乳术是目前世界上最为流行的医美手术之一。通过特定的手术切口以及手术通路，将乳房假体置放于胸壁或乳房内特定的层次，从而达到增大乳房体积、改善乳房形态的效果。先天性乳房发育不良，或者是后天性因素导致的乳房萎缩、扁平等均是硅胶假体隆乳术的适应证。经过多年的术后随访及调查研究，硅胶乳房假体的安全性及稳定性得到证实，但是与假体植入相关的并发症仍无法避免。假体的选择、手术操作、术后护理以及各种生活事件的发生均有可能导致并发症的发生。硅胶乳房假体隆乳术的最终目的是在确保安全的前提下，通过手术的手段获得自然而美观的乳房形态，术后效果稳定且持久，并能最大限度地避免相关并发症的发生。术前细致仔细的适应证及禁忌证评估，以及与求美者良好的沟通是十分必要的。求美者自身的胸壁及乳房条件、假体的选择、手术方式的选择以及求美者对手术效果的期望均会影响到隆乳手术的最终效果。

一、硅胶乳房假体隆乳术的适应证

硅胶乳房假体隆乳术的主要适应证是乳房组织容量不足，包括乳房先天性发育不全导致的乳房容量过小，或者是由于生育、激素变化以及体重波动等后天性因素导致的乳房萎缩、组织退变等。此外，由于胸壁畸形导致的乳房形态不佳，双侧乳房明显不对称等也是硅胶乳房假体隆乳术的适应证。除了这些客观因素，求美者自身对于乳房体积以及形态的主观要求，也是硅胶乳房假体隆乳术的常见原因之一。乳房是女性身体非常重要的美学标志，在现实的社交生活中，女性乳房的形态常常与女性社会交往自信以及生活质量密切相关。丰满、圆润且挺拔的乳房外观，是大多数寻求通过假体隆乳手术来改变乳房形态的求美者的一致追求。但是，有严重器官系统性疾病无法耐受手术者、有精神疾患者，乳房或胸壁组织有尚未切除的恶性肿瘤或可疑恶性肿瘤者，或者是对乳房审美有不恰当要求的求美者则不适合接受此类手术。

二、硅胶乳房假体的选择

选择合适的乳房假体是隆乳手术成功的关键因素之一。一般而言，通过假体重塑的乳房形态应该是位置正常、形态优美并且体积适合的。在术前，充分了解求美者对自己乳房形态及大小的偏好以及需求，并对其胸廓、胸壁和乳房形态进行准确的评估，是进行假体选择的首要步骤。胸廓过宽、过窄或者双侧不对称，胸壁的外形畸形如鸡胸、漏斗胸等，乳房的形态欠佳如下垂、双侧乳房不对称、乳房过于扁平、组织覆盖厚度不足等，均需要在假体的选择上更为慎重。硅胶乳房假体按照其形状、大小、凸度、外壳纹理以及填充物的材料等特点可以分为多种不同类型，这些类型之间相互排列组合，为求美者以及整形外科医生提供了丰富的假体选择。

（一）硅胶乳房假体的形状选择

假体的形状影响到隆乳术后乳房的形态。女性的乳房形态并不是单纯的半圆形或者是半球形。尽管目前人们对于女性乳房形态并没有明确的定义标准，但基于大多数正常发育的女性乳房的形态特点，目前普遍认同理想的乳房形态是上极呈向前倾斜的略带弧度的平面，而下极则具有相对饱满的弧度，乳头位于乳房表面最突出的位置，并稍向上翘。目前临床上应用的硅胶乳房假体的形状主要有两种：圆形以及解剖型（图2.9、图2.10），可以

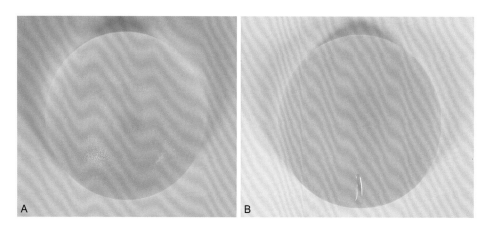

图2.9　圆形硅胶乳房假体（A）与解剖型硅胶乳房假体（B）正面观

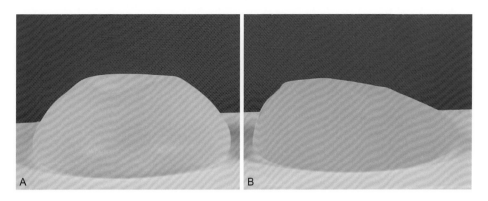

图 2.10　圆形硅胶乳房假体（A）与解剖型硅胶乳房假体（B）侧面观

根据求美者自身乳房的先天条件以及其对乳房形态的偏好来进行选择。对于乳房有一定组织容量及厚度，能为假体提供较为充足的组织覆盖的求美者，可以主要根据其对自身乳房形态的偏好来进行假体形状的选择。如果求美者更偏爱自然的乳房形态，则可以选择解剖型假体；如果求美者想要拥有更加饱满的乳房上极，则可以选择圆形假体。但是对于自身覆盖组织厚度不足，尤其是乳房上极覆盖组织太薄弱的情况下，则不建议选择圆形假体，以免在隆乳术后造成假体边缘过于明显的情况（图 2.11、图 2.12）。

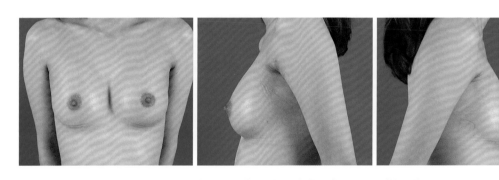

图 2.11　解剖型硅胶乳房假体隆乳术后正面及侧面观

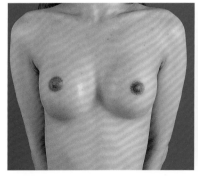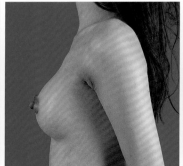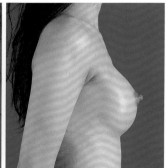

图 2.12　圆形硅胶乳房假体隆乳术后正面及侧面观

（二）硅胶乳房假体的外壳选择

圆形硅胶乳房假体有毛面和光面两种外壳类型可供选择（图 2.13）。解剖型硅胶乳房假体由于需要有足够的附着力使其上下极在置放腔隙内保持正确的位置而不易发生旋转，因此其外壳均为毛面（图 2.13）。当选择将假体置于乳腺后间隙时，已有研究提示毛面假体植入后包膜挛缩的发生率低于光面假体。当选择将假体置于胸大肌后间隙时则可考虑患者的具体需求，毛面解剖型假体形态更为接近自然乳房形态，而光面圆形假体则手感更为柔软。随着对乳房假体相关间变性大细胞淋巴瘤（BIA-ALCL）的报道和研究，毛面假体被发现与 BIA-ALCL 的发生密切相关，这一发现也将影响有隆乳需求者以及整形外科医生对假体的选择偏好。

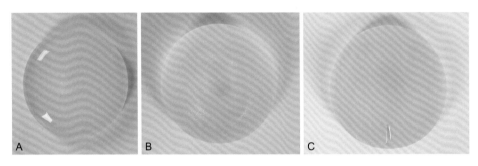

图 2.13　不同外壳类型的硅胶乳房假体：光面圆形假体（A），毛面圆形假体（B），毛面解剖型假体（C）

（三）硅胶乳房假体大小的选择

在对求美者的乳房及胸壁条件进行准确评估后，方可进行假体大小的选择。目前，对于最佳假体大小的选择并没有完全统一的标准，但是，普遍认同所选假体大小不应超过评估可用的最大假体体积。目前常用于评估的测量径线包括：胸骨切迹至乳头的距离（sternal notch to nipple, SN-N）；锁骨中点至乳头的距离（midclavicle to nipple, C-N）；乳头至前正中线的距离（nipple to midline, N-M）；乳房基底宽度（breast width, BW）；乳头至乳房下皱襞的距离（nipple to inframammary fold, N-IMF）；经乳头胸围（chest circumference through nipple, CC-N）；经乳房下皱襞胸围（chest circumference through inframammary fold, CC-IMF）；乳房上极皮下组织挤捏厚度（soft tissue pinch test of upper pole, STPTUP）；乳房下皱襞皮下组织挤捏厚度（soft tissue pinch test of inframammary fold, STPTIMF）（图 2.14）。其中，乳房基底宽度是测量的首要步骤。乳房基底宽度是乳房基底内外侧缘之间的距离，当乳房内外侧边缘不清时，可用胸骨旁线至腋前线的距离（parasternal line to anterior axillary line, PS-AA）代替乳房基底宽度。目前普遍认同所选假体的基底宽度不应超过乳房基底宽度，假体的最大宽度一般应小于乳房基底宽度 1 cm。确定假体基底宽度之后，选择不同凸度则会获得不同体积大小的假体。有学者根据胸骨切迹至乳头的距离（SN-N）来选择假体的凸度，SN-N＞21 cm 时，选择高凸假体，SN-N 为 18 ~ 21 cm 时，选择中高凸假体。另有学者应用两侧胸骨切迹至乳头连线与两侧乳头连线所构成的三角形的形态来确定假体凸度，

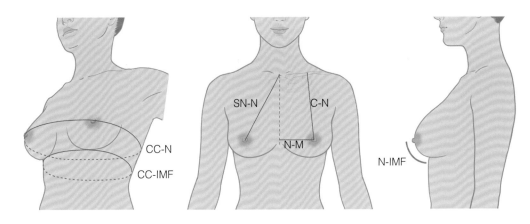

图 2.14　常用假体隆乳术前测量径线

当三条边的长度接近时，认为适合选择中高凸的假体；当 SN-N 大于乳头间距超过 2 cm 时，认为适合选择高凸假体；当 SN-N 小于乳头间距超过 2 cm 时，认为适合选择低凸假体。当然，求美者自身对于乳房凸度的偏好也应考虑其中。乳房组织弹性也会在一定程度上影响假体大小的选择，乳房基底宽度与胸廓形态一致的两个求美者，乳房组织弹性较大的求美者比乳房组织弹性较小者可以承受更大的假体植入。但仍需注意，假体的体积应在合适范围内，若求美者中意的假体大小超出身体条件允许范围，术后出现乳头乳晕感觉障碍、可触及或明显看到假体轮廓、表面波纹感等并发症的发生率也会随之增加。

三、硅胶乳房假体隆乳术的手术切口选择

目前，国内常用的假体隆乳手术切口主要有三种：腋窝切口、乳房下皱襞切口以及乳晕切口。每种切口均具有各自的优缺点，需结合患者的真实意愿、所选假体的类型以及乳房的客观条件进行综合选择（图 2.15）。

（一）腋窝切口

腋窝切口一般设计在腋窝自然皱褶处，正常恢复后的手术切口瘢痕隐藏在皱褶中，不易被察觉（图 2.16）。随着内窥镜技术的普遍应用，术者已经可以在直视下完成经腋窝切口的隆乳手术操作，有利于精准剥离及止血。但是相较于其他隆乳手术切口，腋窝切口到假体置放腔隙之间的距离最远，这就意味着术中需要剥离的路径更长，因此手术创伤相对较大，并且术后对上肢的制动以及假体的位置约束具有较高的要求。这一切口的缺点是不方便进行隆乳术后的修复手术操作，当术后需要再次进行假体置放腔隙的调整或者需要切除假体包膜时，常需要增加其他手术切口。

（二）乳房下皱襞切口

乳房下皱襞切口到假体置放腔隙的距离短，创伤小，患者恢复相对较快。术者可以在直视下进行操作，并且可以经原切口进行二次手术调整或修复。切口一般设计在隆乳术后拟定的新的乳房下皱襞处（图 2.17）。对于术后手术切口瘢痕痕迹较明显者，如果其乳房

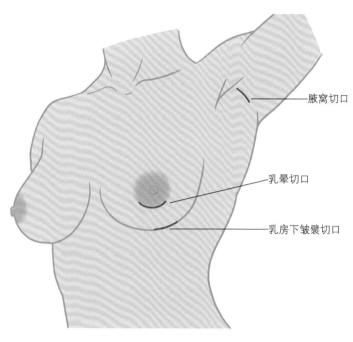

图 2.15　常用假体隆乳手术切口

腋窝切口

乳晕切口

乳房下皱襞切口

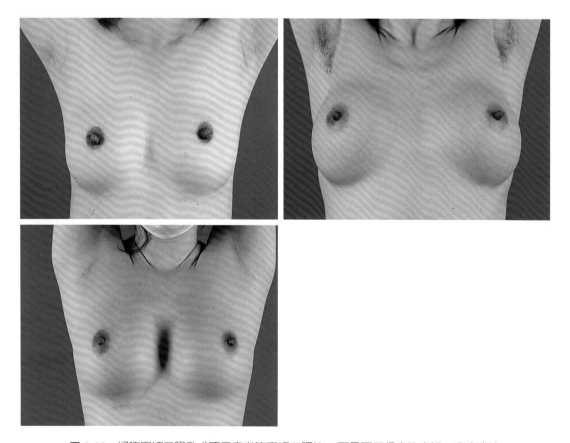

图 2.16　经腋窝切口隆乳术不同患者腋窝切口照片，可见不同程度腋窝切口瘢痕痕迹

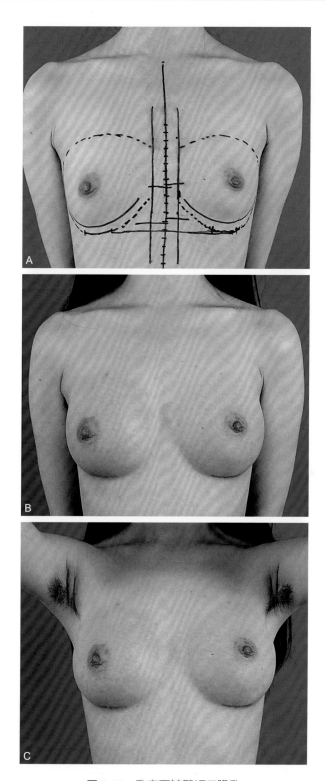

图 2.17　乳房下皱襞切口隆乳

A. 术前设计，切口一般设计在隆乳术后拟定的新的乳房下皱襞处。B、C. 术后 7 天拆线后照片，可见乳房下皱襞切口痕迹下极组织较为饱满，术后切口痕迹尚可被饱满的乳房下极所遮盖，相对不易被发现。但是对于一些基础乳房形态小而扁平，能够植入的假体体积较小的求美者，较为明显的乳房下皱襞切口痕迹则无法被良好遮盖。

（三）乳晕切口

　　目前假体隆乳术中所用乳晕切口通常是指经乳晕下缘的弧形切口（图 2.18），也有部分术者应用乳晕上缘切口或者环乳晕切口。对于乳晕较大的求美者，通过这一切口能够方便直视下进行假体置放腔隙的剥离。经乳晕做切口在术中需要切开部分乳腺组织，有增加乳头乳晕感觉障碍、母乳哺乳障碍、术后感染以及包膜挛缩的风险。并且，乳晕的大小直接影响到假体大小的选择。乳晕过小者，一般不建议经这一切口进行假体隆乳手术，过小的切口往往遮挡手术视野，限制假体大小的选择，并且增加假体植入的难度。

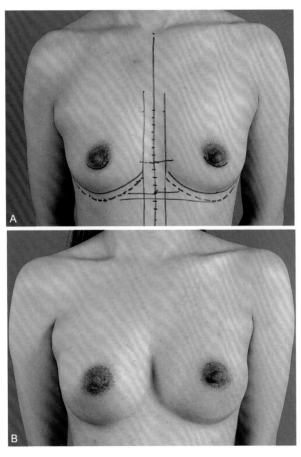

图 2.18　乳晕切口隆乳

A.术前设计，手术切口一般设计在乳晕下缘；B.术后 1 个月复诊照片，可见切口痕迹

四、硅胶乳房假体的置放平面选择

乳房假体需要有足够的软组织覆盖，才能在术后获得良好的乳房外观及手感。假体置放平面影响组织覆盖厚度，目前临床常用假体置放平面有：乳腺后平面、完全胸大肌后平面、双平面以及胸大肌筋膜后平面（图2.19）。

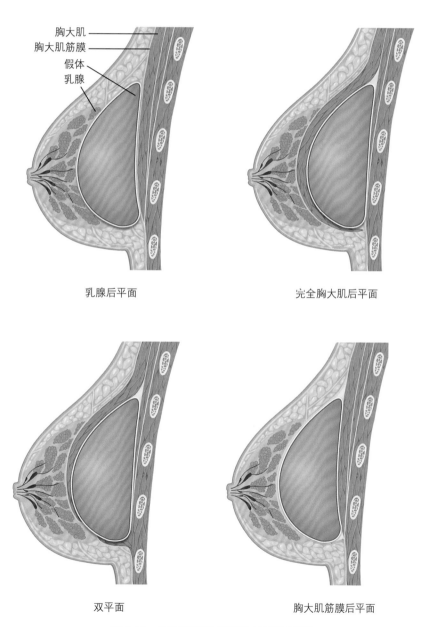

胸大肌
胸大肌筋膜
假体
乳腺

乳腺后平面　　　　　　　　　　　　完全胸大肌后平面

双平面　　　　　　　　　　　　胸大肌筋膜后平面

图2.19　常见硅胶乳房假体的置放平面

（一）乳腺后平面

乳腺后平面是早期隆乳术中的主要假体置放平面，在乳腺后方有疏松的乳腺后间隙，术中容易剥离，假体置放于这一平面具有良好的移动度。但是这一层次对于组织覆盖不足的求美者并不友好，易出现假体轮廓过于明显以及假体可触及的现象。并且，研究显示，在乳腺后间隙植入光面乳房假体，发生包膜挛缩的风险高于胸大肌后平面。

（二）完全胸大肌后平面

胸大肌是位于乳腺后间隙深方的宽大肌肉，能够为假体提供额外的组织覆盖，对于自身胸壁覆盖组织不足或者选择较大假体的求美者，将假体放于胸大肌后是较好的选择。胸大肌后间隙相对疏松，术中易于剥离，并且这一层次被证实能够有效减少光面硅胶假体隆乳术后的包膜挛缩风险。动态畸形是完全胸大肌后平面隆乳术后的常见问题，假体由于受到肌肉收缩的影响而发生变形和移位，使得乳房随上肢运动而出现变形，影响术后乳房的美观及自然感。目前，这一置放平面已逐渐被双平面所取代。

（三）双平面

双平面技术是在完全胸大肌后平面基础之上的改进。在实际手术操作过程中，将胸大肌在胸壁上的止点离断，或者在乳房下皱襞上方一定水平处横断部分胸大肌从而形成双平面。胸大肌离断后，乳房假体的上中部分仍位于胸大肌后平面，而下极部分区域则直接位于乳腺后平面，在保证乳房假体上极组织覆盖的同时，释放了假体下极，能够有效缓解手术后由于胸大肌收缩带来的动态畸形问题。然而，对于下极处软组织覆盖不足的求美者，在过低的水平离断胸大肌往往出现假体下极显露及可触及等情况。因此，出现了根据乳房下极覆盖厚度适当上移胸大肌离断水平的术式。

（四）胸大肌筋膜后平面

假体置于胸大肌筋膜后平面，即将假体置于胸大肌与胸大肌筋膜之间的平面。理论上，在这一平面置放假体能减少乳腺后平面隆乳包膜挛缩的发生风险，以及避免胸大肌后平面隆乳所造成的动态畸形，并且相比于单纯的乳腺后平面隆乳，胸大肌筋膜可以在一定程度上增加乳房假体的表面组织覆盖厚度。但在实际临床操作中，胸大肌筋膜层的剥离往往比腺体后间隙以及胸大肌后间隙的剥离困难。在这一平面放置假体的远期效果仍待进一步的循证医学证据证实。

五、假体隆乳术后的临床表现

目前，对于假体隆乳术后的乳房形态并没有统一的美学标准。大多数求美者期望在植入假体后能够获得饱满挺拔的乳房外观。普遍而言，假体植入后的乳房应该是大小适宜、外形自然挺拔的，乳头乳晕复合体位于乳房最突出处，乳房假体的轮廓不易被看到并且乳房触感自然（图 2.20）。要达到这一目的，求美者需要具有一定的乳房和胸壁软组织条件，并且选择与之相适合的假体。对于基础乳房和胸壁组织覆盖过于薄弱，或者是选择植入过大的乳房假体的求美者，术后出现乳房手感过硬以及假体轮廓显露的风险会更高。

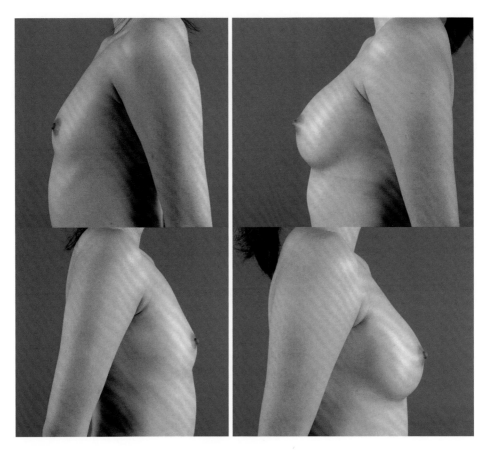

图 2.20 隆乳前（左图）、后（右图）对比。隆乳术后侧面观，乳房上极呈流畅的浅弧度向前下延伸，乳房下极弧度相对饱满，乳头乳晕复合体位于乳房最突出处

由于手术创伤，求美者在术后早期往往会出现一些不适症状，例如术区疼痛、肿胀、上肢活动费力等，需要注意与早期隆乳术后并发症相区分。其中，疼痛是假体隆乳术后患者最为主要的不适主诉，尤其在双平面隆乳术后，由于术中离断了部分胸大肌，在双上肢做外展、上举、支撑等动作时，疼痛不适往往会更为明显。此外，部分求美者还有可能在隆乳术后出现暂时性的乳头溢液，需注意与乳房疾病相鉴别。

六、假体植入术后并发症

不论是整形外科医生还是求美者，都希望能够在假体隆乳术后获得长期稳定的手术效果。术后并发症的出现是影响手术效果、导致手术失败的最主要原因。假体隆乳术后的并发症包括一般并发症以及与假体植入相关的并发症。

假体隆乳术的一般并发症主要包括：感染、血肿、切口延迟愈合、切口瘢痕增生等。与假体植入相关的并发症主要包括：乳头乳晕感觉障碍或异常、乳房形态大小不满意或不对称、双泡畸形、瀑布样畸形、窗帘征、假体移位、假体外露、假体旋转（解剖型假体）、假体翻转、假体皱折或波纹、硅胶渗出、假体破裂、假体包膜挛缩、乳房假体相关间变性大细胞淋巴瘤（BIA-ALCL）、乳房假体相关症候群（breast implant illness, BII）等。这些并发症有些出现在假体隆乳术后早期，有些则随着假体植入时间的延长，发生风险逐渐增高，在术后 5 年、10 年、20 年甚至更长时间后发生。

美国 FDA 以及假体的制造商均明确表明，乳房假体并不是永久性的植入物。但是，不论是假体的制造商或者是任何国家的相关医疗器械管理机构，都没有发布针对假体寿命的具体年限要求以及执行标准。

（一）出血及血肿

假体隆乳术后的出血及血肿可以在术后早期出现，也可以在术后多年发生。表现为乳房肿胀、疼痛、张力增高，患侧乳房体积可明显大于健侧乳房，乳房局部可有压痛及皮肤青紫。早期血肿常发生在术后 24 ~ 48 小时，借助影像学检查手段，如超声、磁共振成像等可帮助早期确诊。偶尔有患者会在术后 1 ~ 2 周出现迟发性血肿。在隆乳手术后数月甚至数年也有可能发生出血及血肿，常由乳房受到暴力创伤所引起，可出现一侧或双侧乳房明显的肿胀以及变形。一旦出现术后出血以及血肿，积极的探查、止血、血肿清除以及引流等往往是必要的。如果置之不理，则有可能导致伤口愈合不良、感染以及包膜挛缩等一系列严重问题。

（二）感染

假体隆乳术后的感染可以是单纯手术切口部位的感染，也可以是累及乳房软组织的蜂窝织炎，或者是累及假体置放腔隙的化脓性感染。临床表现包括但不限于手术切口渗液、流脓、愈合不良、乳房肿胀、假体周围脓性积液以及乳房皮肤温度升高等（图 2.21、图 2.22）。乳

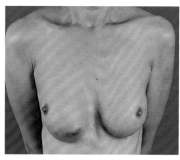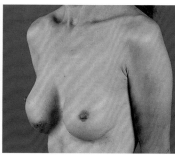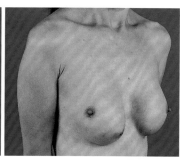

图 2.21　硅胶假体隆乳术后双侧乳房形态不佳，右侧乳房感染，局部皮肤破溃渗液

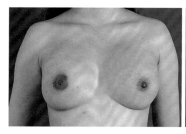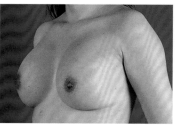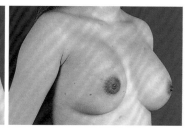

图 2.22　硅胶假体隆乳术后感染，双侧乳房明显红、肿

腺腺体以及导管中本身就存在细菌，因此，有效预防是避免术后感染的关键。在隆乳术中及术后预防性地应用抗生素，以及在植入假体前应用抗生素溶液进行假体置放腔隙的冲洗均被认为能够降低术后感染风险。一旦出现明显的感染症状，乳房假体往往需要被取出，并进行积极的手术探查、冲洗以及引流。

（三）包膜挛缩

包膜挛缩是硅胶假体隆乳术后常见的晚期并发症。在假体植入后，机体会对假体产生异物反应，逐渐形成纤维膜包裹假体。正常的包膜薄而柔软，适当的纤维包裹能够在一定程度上帮助固定假体位置，以及避免由于假体破裂或渗出而导致的硅胶流动转移。但是如果纤维包裹过度，形成厚且挛缩的包膜组织，则会挤压假体，导致乳房变形、变硬、假体破裂，甚至出现剧烈疼痛（图 2.23 ～ 图 2.25）。临床上，目前仍沿用 Baker 在 1975 年提出的包膜挛缩的临床分级系统。Ⅰ级：乳房质地柔软，形态自然，与未接受过手术的乳房相同。Ⅱ级：轻度包膜挛缩，乳房质地欠柔软，可以触及假体，但是看不出假体的轮廓。Ⅲ级：中度包膜挛缩，乳房质地较坚硬，乳房假体容易被触摸到，可能存在假体变形，能够看出假体轮廓。Ⅳ级：重度包膜挛缩，乳房坚硬、伴有疼痛和触痛，外观明显变形。包膜挛缩的确切病因目前尚不明确，假体隆乳术后出血、血肿、血清肿、感染、乳腺后平面植入光面假体、经乳晕切口隆乳等都被认为可能增加包膜挛缩的风险。Ⅲ级和Ⅳ级包膜挛缩需要通过手术进行处理，包括包膜的切开松解、包膜的切除等。

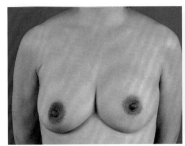 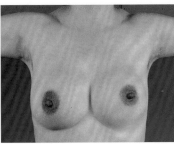 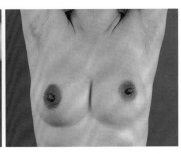

图 2.23 硅胶假体隆乳术后，患者左侧乳房出现 Baker Ⅲ 级包膜挛缩，假体变形，乳房手感较硬，可明显看到以及触及假体轮廓

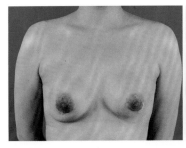 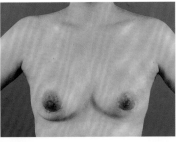 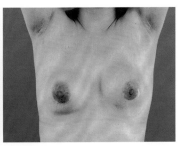

图 2.24 硅胶假体隆乳术后，患者双侧乳房出现 Baker Ⅳ 级包膜挛缩，伴有疼痛和触痛，乳房明显变形，乳房手感坚硬，可明显看到和触及假体轮廓

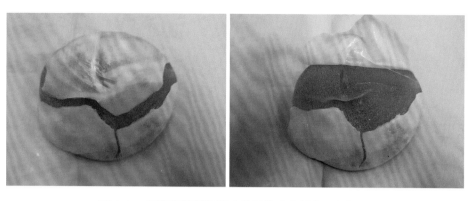

图 2.25　因包膜挛缩而取出的硅胶乳房假体及其包膜

（四）假体破裂

假体并非永久性的植入物，无论是盐水假体还是硅胶假体，均有由于假体自身缺陷或者是老化而出现破裂的可能。造成假体破裂的因素多种多样，比如手术切口过小而假体过大，假体植入时过度挤压造成假体损伤；假体植入后受到外力暴力因素的作用；由于假体皱褶处持续受到挤压磨损等，均可导致乳房假体破裂（图 2.26）。早期生产的硅胶乳房假

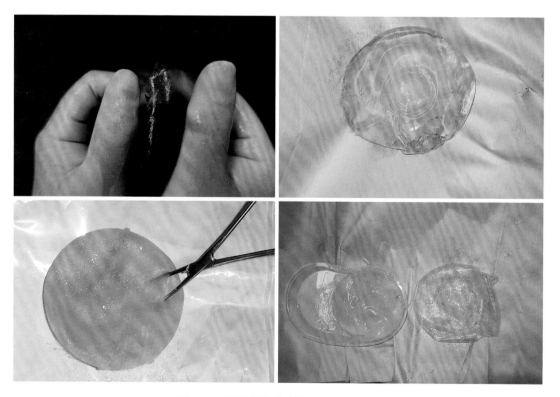

图 2.26　不同程度的硅胶乳房假体破裂

体破裂后，假体内填充的硅胶常发生泄漏移位，使得乳房外形出现较为明显的改变。第4、5代硅胶假体内填充的硅胶不易流动，当假体外壳破裂较小且为包膜内破裂时，乳房外形的变化常不明显，患者可没有任何不适症状，因此不易被察觉。当发生包膜外破裂时，乳房形态的变化相对明显，并且由于假体内的硅胶接触到乳腺腺体、肌肉或者皮下组织，可导致乳房内肉芽肿的形成以及局部淋巴结炎症。相较于硅胶假体，盐水假体破裂后其内填充的生理盐水大量溢出，乳房形态会发生明显的变化，因而更易被察觉到。一旦出现假体破裂，需要尽早取出假体，并尽量彻底地清除漏出的硅胶。尽管乳房假体并没有明确的植入年限限制，但是现有研究提示随着植入时间的延长，硅胶假体破裂的发生率增加。由于一些轻微的假体破裂常无明显的临床表现，因此，在隆乳术后定期复诊并进行影像学检查十分必要。

（五）假体旋转、翻转及移位

圆形假体以及解剖型假体在植入腔隙内均有发生旋转的可能。圆形假体在乳房植入腔隙内发生旋转，对乳房的形态不会产生明显影响。但解剖型假体的形态特点是上极相对扁平而下极相对饱满，一旦假体发生旋转，其上、下极在置入腔隙内的方向发生改变，会导致乳房形态的明显改变，常可表现为乳房局部异常隆起，失去正常乳房外观。因此，解剖型假体均为毛面外壳，通过外壳的粗糙面提供的附着力配合大小合适的置放腔隙，来维持解剖型假体上、下极的正确位置。除了在水平方向上的旋转，临床复诊患者中还偶有观察到假体底面翻转到浅层的情况。不论是圆形假体还是解剖型假体均有可能发生翻转，使得假体底面由深方翻转到浅层。假体底面中部的硅胶封底较假体其他部分硅胶外壳要稍厚一些，上面常具有假体大小信息或假体品牌信息，在超声检查中，可以通过识别假体封底是否位于浅层来判断假体是否发生翻转。对于部分假体表面覆盖组织充足的患者，假体翻转如果不伴有明显症状及体征，可不易被察觉。假体移位可发生于各个方向，假体偏离置放腔隙中正确的位置会出现多种不同类型的临床表现（图2.27、图2.28），包括双泡畸形、乳房下极下移以及双侧乳房贯通畸形等。由于假体移位常导致明显乳房形态改变，因此比较容易被发现。手术修复是将旋转、翻转或者移位假体重新置放到正确位置的主要手段。

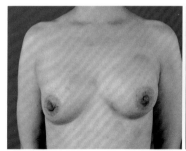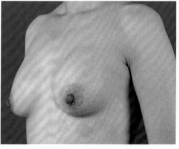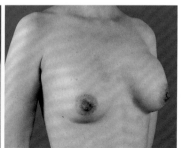

图 2.27　假体向上移位

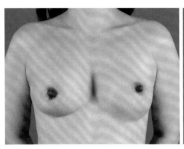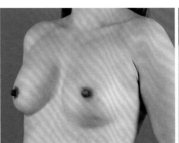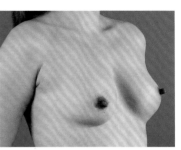

图 2.28　假体向下移位

（六）乳房假体相关间变性大细胞淋巴瘤

乳房假体相关间变性大细胞淋巴瘤（breast implant associated anaplastic large cell lymphoma, BIA-ALCL）是一种特殊类型的 T 细胞淋巴瘤，被世界卫生组织（World Health Organization，WHO）认定为间变性大细胞淋巴瘤（anaplastic large cell lymphoma，ALCL）的一个亚型。这一疾病的出现，使得硅胶乳房假体的安全性再次受到质疑。"盐析法"工艺制造的毛面硅胶假体外壳，被发现与 BIA-ALCL 的发生密切相关。BIA-ALCL 主要表现为假体周围积液以及附着于包膜的肿物。肿物可以突向假体生长，也可以突向周围的软组织中，包膜受影响可出现增厚以及纤维化。超声及磁共振成像等影像学检查有助于发现假体置放腔隙内的积液以及包膜肿物。

（七）乳房假体相关鳞状细胞癌

乳房假体相关鳞状细胞癌（breast implant associated squamous cell carcinoma, BIA-SCC）比 BIA-ALCL 更为罕见，一般在假体植入术后数十年发生，主要表现为乳房肿胀及疼痛，也可表现为乳房可触及肿物，皮肤发红、菲薄、破溃、渗液等表现。BIA-SCC 的病因目前尚不明确，组织病理学检查结果提示肿瘤来源于鳞状上皮化的假体包膜。病变可局限在包膜内，也可侵及到包膜外组织。该病目前尚无统一的治疗方案，现有病例报道治疗方式包括假体取出、纤维包膜切除术、乳腺癌切除术以及胸壁切除术，同时结合其他肿瘤相关辅助治疗方法进行系统的治疗。

（八）乳房假体相关症候群

乳房假体相关症候群（breast implant illness, BII）并不是一个具体的疾病诊断，而是对硅胶乳房假体隆乳术后患者所表现出来的多种多样的全身性症状的统称。这些症状表现多样，所涉及的部位广泛，包括但不限于疲劳、虚弱、皮疹、肌肉骨骼疼痛、晨僵、焦虑、抑郁、脱发等。不同患者间表现出来的症状可以完全不同。目前这些症状与乳房内硅胶假体之间的相关性仍待探讨。有些患者即使完全取出乳房硅胶假体及假体包膜后，症状也无法得到明显的改善。

第三节　注射隆乳术

一、自体脂肪组织注射隆乳术

自体的脂肪组织游离移植填充乳房，是目前除假体隆乳术外的另一主要隆乳术式。这一手术方式能够有效改变乳房形态，增大乳房体积，手术过程包括新鲜脂肪颗粒的采集、提纯以及注射这三个主要环节。从自身脂肪组织丰富的区域通过吸脂的手段采集足量的脂肪组织后，通过一定的提纯方式制备成可以移植的脂肪颗粒，再通过注射的手段游离移植到双侧乳房中，从而达到丰满乳房形态的效果（图 2.29）。相较于硅胶乳房假体，自体的脂肪组织具有其独特的优势。首先，由于是自体组织，在移植入乳房之后，机体对自体的脂肪组织不会产生异物反应，这就避免了人工假体隆乳术后因机体异物反应而产生的包膜挛缩现象。其次，自体的脂肪组织可以通过注射的方式移植入乳房，手术切口小。再次，自体脂肪组织填充后的乳房手感柔软，与正常乳房组织的手感相同，避免了硅胶乳房假体植入后乳房手感不自然的问题。最后，脂肪供区通过吸脂能够达到局部塑形的效果，因此自体脂肪组织移植隆乳术被认为是一举两得的手术方式，在吸脂塑身的同时，获得丰满乳房的效果。对采集的自体脂肪组织进行提纯，目前尚无固定的标准及方法，临床上应用的提纯方式多种多样，包括离心法、静置法、纱布过滤法等，其最终目的是去除脂肪组织中的麻醉液体、血液、纤维组织等其他物质，从而获得相对纯化的脂肪组织。

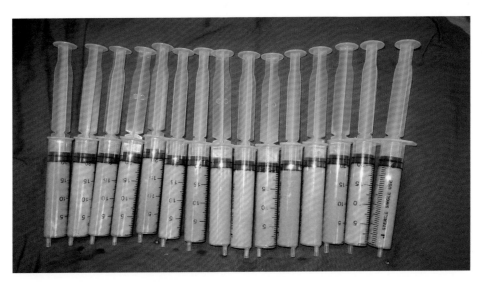

图 2.29　通过负压吸脂技术，采集获得的自体脂肪组织。可见其中混有血液以及白色的纤维条索，需进一步提纯获得可用于注射的自体脂肪颗粒

　　但是，自体脂肪组织隆乳也存在一些缺点以及限制。首先，并非所有求美者都适合这一术式。实现自体脂肪移植隆乳术的前提是自身能够提供用于移植的充足的脂肪组织。对于本身较瘦的求美者，这一前提条件往往无法达到。其次，移植入乳房的脂肪颗粒存在一定的吸收率，这也就决定了自体脂肪移植术需多次进行才能达到较好改善乳房体积的效果（图2.30）。移植的脂肪组织血供及营养不足发生凋亡、坏死，部分可被机体吸收，部分则发生液化包裹，甚至钙化形成乳房内多发小结节。因此术前的乳腺影像学检查十分重要，在发现结节后，有助于辨别乳房内结节的来源及性质。

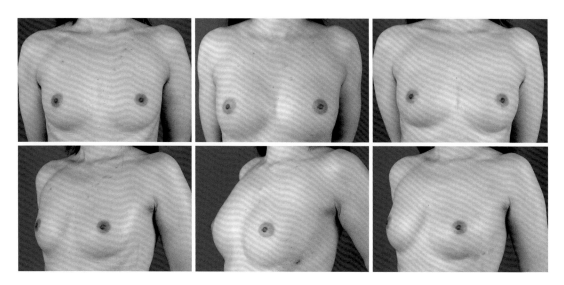

图2.30　自体脂肪注射隆乳术前、术后对比。从左至右分别为患者隆乳术前，术后1周，术后1个月照片。可见自体脂肪隆乳术能够达到丰满乳房的手术效果，但因移植的脂肪组织存在一定吸收率，术后1个月的乳房体积明显小于术后1周时的乳房体积

　　除了移植脂肪凋亡及坏死产生的并发症，自体脂肪移植隆乳术的并发症还包括吸脂术区局部凹凸不平、脂肪栓塞、感染甚至脓毒性休克等吸脂相关并发症。一些特殊细菌的感染，如停乳链球菌、非结核分枝杆菌等，可造成严重脓毒性休克或者是感染迁延反复，给患者身心带来巨大创伤。一旦发生吸脂及吸脂隆乳术后严重感染，及时进行菌培养、经验性抗感染治疗以及积极的手术清创和充分引流是十分必要的。

二、聚丙烯酰胺水凝胶注射隆乳术

　　1997年，乌克兰生产的聚丙烯酰胺水凝胶以Interfall的商品名进入中国市场。1999年，国内开发出类似产品投入市场，商品名为Amazingel，并获得中国食品药品监督管理局批准，被用于临床。以聚丙烯酰胺水凝胶作为注射材料填充后的乳房，在注射后早期手感柔软并且没有或者仅有很小的手术切口痕迹，曾一度在国内流行。然而，这一材料注射后出现许多的问题，中国食品药品监督管理局于2006年撤销了对聚丙烯酰胺水凝胶的批准。

据统计，在批准应用的这段时间，国内已有约 20 万女性接受了聚丙烯酰胺水凝胶注射。聚丙烯酰胺水凝胶注射的并发症包括但不限于疼痛、肿块、血肿、不对称、移位、感染等（图 2.31 ~ 图 2.33）。通过手术的方式将注射的聚丙烯酰胺水凝胶取出是预防以及治疗聚丙烯酰胺水凝胶隆乳相关并发症的主要手段，包括聚丙烯酰胺水凝胶的清除、引流、包膜去除、病变组织的切除等（图 2.34、图 2.35）。然而，由于不同注射医生对于凝胶浓度的配比以及注射层次的把握不同（图 2.36），加上聚丙烯酰胺水凝胶可导致其所接触的组织发生变性，因此不同患者的取净程度以及手术难易程度均存在差异。单纯的乳腺后间隙或者是胸大肌后间隙注射者，由于注射层次单一，且注射物在注射后引起机体异物反应，整体被纤维包膜包裹，因此对注射层次及注射通路之外的组织影响相对较小，比较容易取出。然而，由于在批准使用期间并未对聚丙烯酰胺水凝胶的具体注射层次进行规范，大多数患者的注射层次多较混乱，常同时累及乳房皮肤、皮下组织、乳腺、胸大肌甚至肋间肌，想要完全清除注射的聚丙烯酰胺水凝胶及其引起的乳房组织病变往往十分困难。进行大范围的聚丙烯酰胺水凝胶及其所累及组织的清除，手术创伤大，且往往引起乳房形态不美观的改变，造成乳房扁平、变形、局部凹陷等（图 2.37）。同时，接近真皮的病变清除容易导致乳房皮肤坏死、乳头乳晕坏死等并发症，接近肋间肌的病变清除，容易导致气胸。术前的影像学检查十分重要，能帮助定位注射层次以及评估受累组织范围。

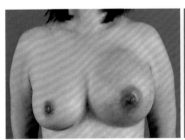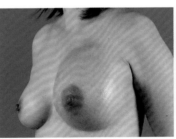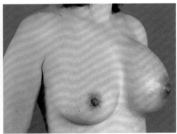

图 2.31　双侧乳房聚丙烯酰胺水凝胶注射隆乳术后 18 年，左侧乳房感染

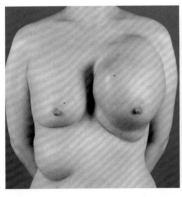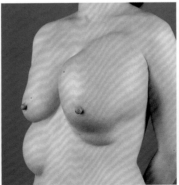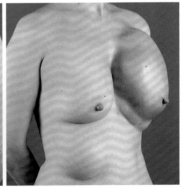

图 2.32　双侧乳房聚丙烯酰胺水凝胶注射隆乳术后 15 年，左侧乳房感染，注射物移位，右侧乳房注射物发生腹部移位，形成腹部包块

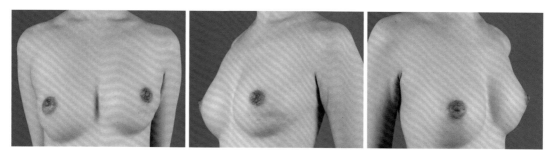

图 2.33 双侧乳房聚丙烯酰胺水凝胶注射隆乳术后 16 年，双侧乳房注射物向下移位，双侧乳房变形，局部可扪及硬块

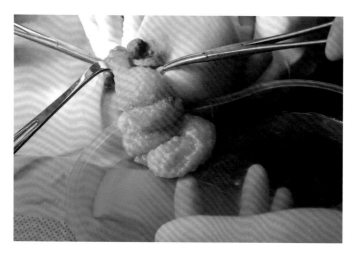

图 2.34 图中所示为术中正在进行乳房中聚丙烯酰胺水凝胶的取出

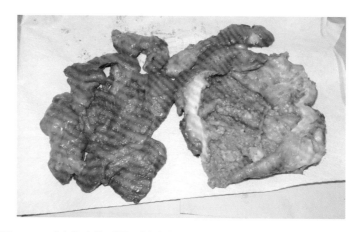

图 2.35 术中取出的受聚丙烯酰胺水凝胶影响而发生病变的乳房内组织

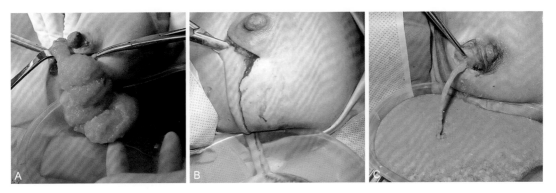

图 2.36　图中所示为术中取出的不同黏稠度的聚丙烯酰胺水凝胶，有的呈黏稠糊状（A），有的呈容易流动的稀糊状（C），有的则介于两者之间（B）

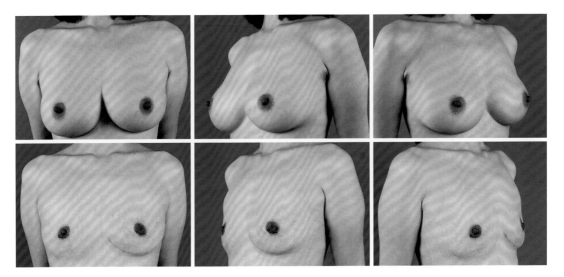

图 2.37　46 岁女性患者，聚丙烯酰胺水凝胶注射隆乳术后 19 年，患者主诉乳房疼痛，经乳晕下缘切口行双侧注射物取出及乳房病变组织清除术。上图为术前，下图为术后 7 天，术后双侧乳房扁平，局部出现凹陷

参考文献

[1]　王炜. 中国整形外科学[M]. 杭州: 浙江科学技术出版社, 2019.

[2]　莫里斯·纳哈贝迪安. 麦卡锡整形外科学(第4版): 乳房卷[M]. 江华, 范巨峰, 朱晓海译. 北京: 人民卫生出版社, 2021.

[3]　Perry D, Frame J D. The history and development of breast implants[J]. Ann R Coll Surg Engl, 2020, 102(7): 478-482.

[4]　Santanelli D P F, Paolini G, Firmani G, et al. History of breast implants: Back to the future[J]. JPRAS Open, 2022, 32: 166-177.

[5]　International Organization for Standardization. ISO 14607: 2018(en) - non-active surgical implants — mammary implants — particular requirements. 2018. [online] Available at: https: //www.iso.org/obp/ui/#iso: std: iso: 14607: ed-3: v2: en.

[6]　Monstrey S, Christophe A, Delanghe J, et al. What exactly was wrong with the Trilucent breast implants? A unifying hypothesis[J]. Plast Reconstr Surg, 2004, 113(3): 847-856.

[7]　Scientific Committee on Emerging and Newly Identified Health Risks (SCENIHR). The safety of poly implant

prothèse (PIP) silicone breast implants - update of the opinion of February 2012. 2014. [online] Available at: https: // ec.europa.eu/health/scientific_committees/emerging/docs/scenihr_o_043.pdf.

[8] Dutch National Institute for Public Health and the Environment. RIVM letter report 2015-0202: risk analysis of particulate contamination on silimed silicone-based breast implants. 2015. [online] Available at: https: //www.rivm.nl/ bibliotheek/rapporten/2015-0202.pdf.

[9] Palley H A. The evolution of FDA policy on silicone breast implants: a case study of politics, bureaucracy, and business in the process of decision-making[J]. Int J Health Serv, 1995, 25(4): 573-591.

[10] US Food and Drug Administration. Update on the safety of silicone gel-filled breast implants (2011)-executive summary. 2011. [online] Available at: https://www.fda.gov/medical-devices/breast-implants/update-safety-silicone-gel-filled-breast-implants-2011-executive-summary.

[11] Singh M, Singh G, Singh C A, et al. Impact of FDA updates on public interest in breast implant-associated anaplastic large cell lymphoma[J]. Plast Reconstr Surg Glob Open, 2020, 8(11): e3240.

[12] K G A, Graf R. Breast implant-associated anaplastic large cell lymphoma (BIA-ALCL) and the textured breast implant crisis[J]. Aesthetic Plast Surg, 2020, 44(1): 1-12.

[13] Brown T, Harvie F, Stewart S. A different perspective on breast implant surface texturization and anaplastic large cell lymphoma (ALCL)[J]. Aesthet Surg J, 2019, 39(1): 56-63.

[14] Seth I, Bulloch G, Gibson D, et al. Autologous fat grafting in breast augmentation: a systematic review highlighting the need for clinical caution[J]. Plast Reconstr Surg, 2024, 153(3): 527e-538e.

[15] Cleversey C, Robinson M, Willerth S M. 3D printing breast tissue models: a review of past work and directions for future work[J]. Micromachines (Basel), 2019, 10(8): 501.

[16] Jovic T H, Combellack E J, Jessop Z M, et al. 3D Bioprinting and the Future of Surgery[J]. Front Surg, 2020, 7: 609836.

[17] 中华医学会整形外科学分会乳房整形美容学组. 硅胶乳房假体隆乳术临床技术指南(2020版)[J]. 中华整形外科杂志, 2020, 36(11):1180-1185.

[18] 祁佐良, 李青峰, 郭树忠, 等. 外科学整形外科分册[M]. 北京: 人民卫生出版社, 2016.

[19] 栾杰. 硅胶乳房假体隆乳技术的进展与《指南》的更新[J]. 中华整形外科杂志, 2020, 11: 1177-1179.

[20] Hillard C, Fowler J D, Barta R, et al. Silicone breast implant rupture: a review[J]. Gland Surg, 2017, 6(2): 163-168.

[21] Van Slyke A C, Carr M, Carr N J. Not all breast implants are equal: A 13-year review of implant longevity and reasons for explantation[J]. Plast Reconstr Surg, 2018, 142(3): 281e-289e.

[22] Spear S L, Baker J J. Classification of capsular contracture after prosthetic breast reconstruction[J]. Plast Reconstr Surg, 1995, 96(5): 1119-1124.

[23] Naga H I, Mellia J A, Basta M N, et al. Breast implant-associated anaplastic large-cell lymphoma: updated systematic review and analysis of treatment strategies[J]. Plast Reconstr Surg, 2022, 150(4): 762-769.

[24] Yeow M, Ching A H, Guillon C, et al. Breast implant capsule-associated squamous cell carcinoma: A systematic review and individual patient data meta-analysis[J]. J Plast Reconstr Aesthet Surg, 2023, 86: 24-32.

[25] Niraula S, Katel A, Barua A, et al. A systematic review of breast implant-associated squamous cell carcinoma[J]. Cancers (Basel), 2023, 15(18): 4516.

[26] de Vries C, Kaur M N, Klassen A F, et al. Understanding breast implant-associated illness: a delphi survey defining most frequently associated symptoms[J]. Plast Reconstr Surg, 2022, 149(6): 1056e-1061e.

[27] Yang S, Klietz M L, Harren A K, et al. Understanding breast implant illness: etiology is the key[J]. Aesthet Surg J, 2022, 42(4): 370-377.

[28] Tan L C, Li X Y, Lu Y G. Nontuberculous mycobacteria infection after autologous fat grafting for sosmetic breast augmentation[J]. Ann Plast Surg, 2020, 85(4): 358-362.

[29] Groen J W, Negenborn V L, Twisk J W, et al. Autologous fat grafting in cosmetic breast augmentation: a systematic review on radiological safety, complications, volume retention, and patient/surgeon satisfaction[J]. Aesthet Surg J, 2016, 36(9): 993-1007.

[30] Orholt M, Larsen A, Hemmingsen M N, et al. Complications after breast augmentation with fat grafting: a systematic review[J]. Plast Reconstr Surg, 2020, 145(3): 530e-537e.

[31] Qian B, Xiong L, Guo K, et al. Comprehensive management of breast augmentation with polyacrylamide hydrogel injection based on 15 years of experience: a report on 325 cases[J]. Ann Transl Med, 2020, 8(7): 475.

[32] Jin R, Luo X, Wang X, et al. Complications and treatment strategy after breast augmentation by polyacrylamide hydrogel injection: summary of 10-year clinical experience[J]. Aesthetic Plast Surg, 2018, 42(2): 402-409.

第三章

超声检查在乳房假体评估中的应用

第一节　概述

　　乳房假体患者进行影像学检查有两个目的：评估乳腺和假体。既往有研究显示，超声检查对假体破裂的诊断敏感性优于 X 线检查，但低于 MRI。据报道，超声检查的敏感性为 30%～75%。然而，一方面，由于以下各种原因，如可触及肿块、疼痛、乳头溢液、X 线检查异常等，需要进行评估的假体患者远多于可疑假体破裂而进行评估的患者；另一方面，超声检查通常比 MRI 检查更快、更便宜，患者更容易接受，且更容易获得。在过去的几十年里，超声已成为世界范围内，特别是在中国，乳腺病变筛查和诊断的重要工具，接受超声评估的假体患者远多于接受 MRI 评估的患者。最近的一项经济成本效益分析发现，对于无症状和有症状的假体患者，最佳的假体破裂筛查策略是超声检查，必要时再进行 MRI 检查。鉴于乳腺超声是一种比乳腺 MRI 更常用的检查，超声医师应该熟悉乳房假体正常和异常的超声表现。

　　乳房假体患者和无假体患者面临同样的乳腺良、恶性病变，患者所出现的问题可能与假体无关。需要注意的是，超声医师对假体的评估可能会分散其对患者乳腺病变的注意力，导致漏诊误诊。在评估假体前或后，应进行全乳超声检查。

第二节　技术要求

　　一般来讲，假体患者进行超声检查的体位与无假体患者相同。某些只在特定位置可触及假体皱褶或波纹状导致异常的患者应在可触及异常的体位和常规体位进行扫查。此外，大假体患者的腋部在直立位时可能更薄，更容易检查。在大多数假体患者中，可以使用与无假体患者相同的高频线阵探头。对于大假体、严重包膜挛缩或假体破裂且外壳完全塌陷到包膜腔深方的患者，可能需要更低频率的探头以便显示假体的深方部分。超声评估乳房假体具有操作者依赖性，超声医师对乳房假体的评估有一定的学习曲线。评估假体时，应该优化超声图像以评估假体，而不是乳腺腺体。

　　对假体周边的评估尤其重要，因为假体周边的外壳较薄，更容易发生破裂，此外，漏出到包膜外的硅胶形成的肉芽肿容易发生在假体周边，或迁移到假体周边。假体周边或假体皱褶处的纤维包膜和假体外壳分离最大，超声容易区分二者。而且，在这些部位容易确定假体的类型。

  评估乳房假体时，常采用双侧对比扫查。对于大多数出现非双侧对称并发症的患者，双侧对比扫查非常有帮助。这种方法对于评估硅胶假体包膜内破裂发生的内部回声改变尤其重要，其中轻微的回声增加可能是存在包膜内破裂的主要线索。

  在近场可能会出现混响伪像。这些近场混响伪像会干扰对硅胶假体包膜内破裂的评估，也会增加评估假体外壳和包膜的难度，影响对假体表面纹理的判断。评估假体时，不要加压，可以减少近场混响伪像（图 3.1）。因为探头加压后假体浅层外壳可能会与探头表面平行，导致近场更容易发生混响伪像，从而影响对假体的评估。此外，使用谐波成像和空间复合成像，也可以减少近场混响伪像（图 3.2）。

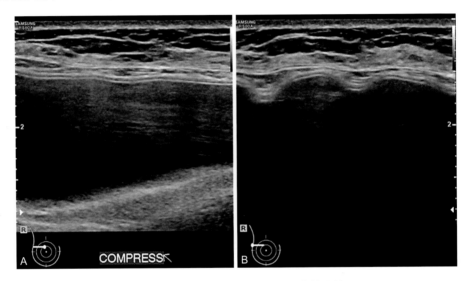

图 3.1　探头不加压对近场混响伪像的改善

A. 当探头加压，假体浅层外壳与探头表面近乎平行，近场混响伪像明显。B. 当探头不加压，假体浅层外壳呈波浪状，近场混响伪像明显改善

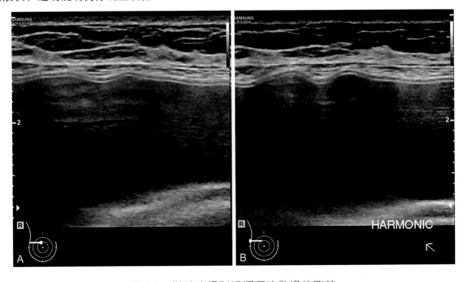

图 3.2　谐波成像对近场混响伪像的改善

A. 未使用谐波成像时，近场混响伪像较明显。B. 使用谐波成像后，近场混响伪像明显改善

第三节　乳房假体正常超声表现

根据乳房假体的类型和放置部位的不同，假体的正常超声表现差异很大。

一、假体的层次

假体相对于胸大肌的位置很重要。在取出或更换假体之前，应该准确定位已存在的假体层次。这将有助于避免不必要的操作，缩短手术时间，并协助制订改变假体层次的计划。超声可以轻松、可靠地评估假体层次。假体层次分为两类：腺体后（retroglandular）和胸大肌后（retropectoral）（图 3.3）。进行 X 线检查时，胸大肌后假体更容易发生移位，从而更有利于对乳腺实质进行全面评估。

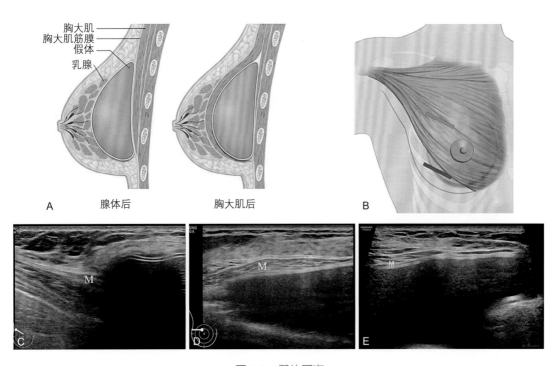

图 3.3　假体层次

A. 腺体后假体和胸大肌后假体示意图。B. 当通过超声检查评估假体层次时，超声探头应该放在乳腺的外上象限（绿线），在此处胸大肌从假体向腋窝的方向走行。如果在胸大肌游离缘以下（红线）扫查假体的外下部分，其超声表现可能与腺体后假体难以区分。C. 腺体后假体。D. 胸大肌后假体。E. 乳腺纵切扫查，显示胸大肌由头侧到足侧逐渐变薄。M=muscle（肌肉）

对于位于胸大肌后的假体，胸大肌通常无法完全覆盖假体，假体的外下部可能位于腺体后。胸大肌沿其长轴逐渐变细，在腋窝段最厚，在其游离边缘下方和内侧逐渐变薄。一般来说，胸大肌后假体越大，肌肉被拉伸得越薄，被胸大肌覆盖的假体的百分比也越小。当通过超声检查评估假体层次时，超声探头应该放在乳腺的外上象限，在此处胸大肌从假体向腋窝的方向走行。如果探头放在胸大肌游离缘以下扫查假体的外下部分，其超声表现可能与腺体后假体难以区分（见图 3.3 ）。

二、假体的形状

乳房假体包括解剖型假体和圆形假体。两者的区别在于假体前或后表面是否有方向标记。解剖型假体有方向标记，而圆形假体没有。两种形状的假体均有封底。假体底面中部的封底较假体其他部分外壳要稍厚一些，上面常具有假体大小信息或假体品牌信息。由于每种假体的方向标记都有独特的形状、数量、长度和位置，所以方向标记可以帮助区分不同的解剖型假体制造商（图 3.4 ）。此外，封底的形状也可以提供假体制造商身份线索（图 3.5 ~ 图 3.7 ）。超声中，方向标记和封底可能表现为局部迂曲、增宽或额外的强回声线（见图 3.4 ~ 图 3.7 ）。根据方向标记和封底的位置可以判断假体是否发生旋转或翻转。

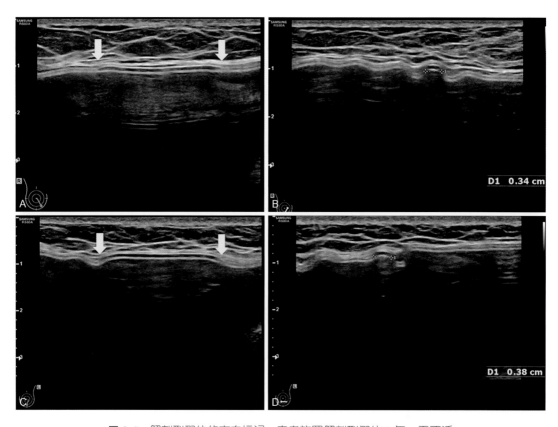

图 3.4　解剖型假体的方向标记。患者放置解剖型假体 1 年，无不适

A、B. 分别显示位于右乳 5 点钟方向假体表面的方向标记的长轴和短轴。C、D. 分别显示位于左乳 6 点钟方向假体表面的方向标记的长轴和短轴。均显示假体位置正常。黄色箭头所示为方向标记与周围正常假体外壳交界处

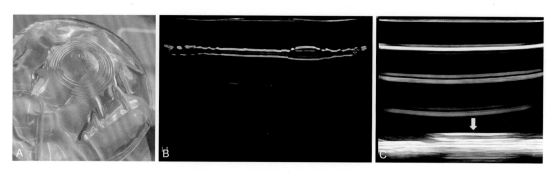

图 3.5　乳房假体封底的形状（1）
A. 假体实物图。B. 水槽实验显示封底在浅方。C. 水槽实验显示封底（黄色箭头）在深方

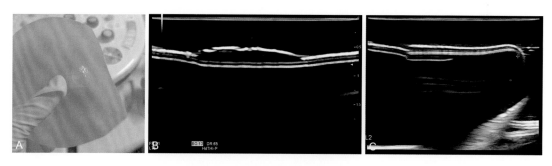

图 3.6　乳房假体封底的形状（2）
A. 假体实物图。B 和 C. 水槽实验显示封底在浅方

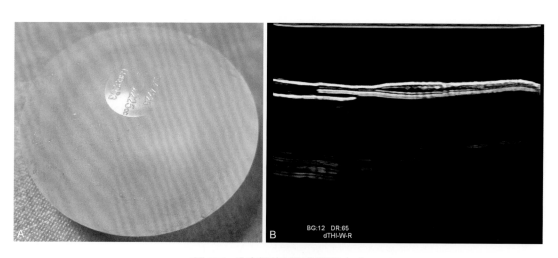

图 3.7　乳房假体封底的形状（3）
A. 假体实物图。B. 水槽实验显示封底在浅方

三、假体的表面纹理及外壳

假体表面可光滑或有纹理，即分为光面假体和毛面假体。高频超声可以区分光面和毛面假体（图 3.8）。区分两者是非常重要的，因为毛面假体与乳房假体相关间变性大细胞淋巴瘤（BIA-ALCL）的发病有关。对于这样的患者，术前应考虑包膜切除。MRI 等其他影像学方法不能识别假体的表面纹理。而且很多患者并不知道自己之前的手术信息，如假体的形状、填充物性质、制造商、外壳表面纹理等。

当使用高频超声探头（12 MHz 或更高）扫查假体时，大多数假体的外壳呈"夹心饼干"征，即中央无回声伴两侧强回声线（图 3.9）。假体植入数周后，其周围会形成纤维包膜，并与假体外壳紧密贴合。这是宿主对被认为是异物的假体的正常反应。包膜 - 外壳复合体在超声上常表现为五层结构，声像图呈"三强两弱"的特点，即三条强回声线夹杂两条低回声 / 无回声（图 3.10）。外侧的强回声线对应于包膜外表面，中间的强回声线代表贴合在一起的包膜内表面和外壳外表面，内侧的强回声线对应于外壳的内表面。外侧的强回声线与中间的强回声线之间的等回声表示包膜的厚度。中间和内侧的强回声线之间的等回声 / 无回声代表外壳的厚度。

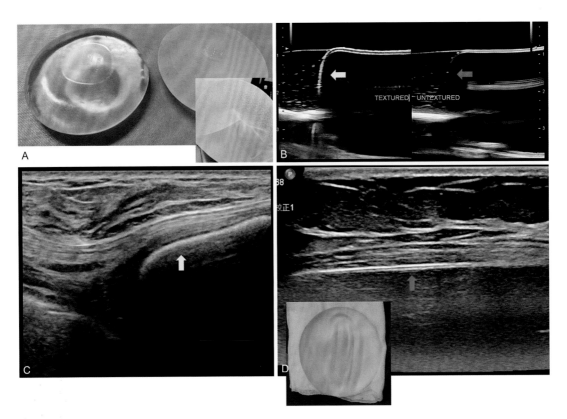

图 3.8　假体的表面纹理

A. 光面假体和毛面假体实物图。B. 毛面假体和光面假体的水槽实验。毛面假体表面毛糙，当侧壁（黄色箭头）与声束几乎平行时也能清晰显示。而光面假体表面光滑平整，当侧壁（蓝色箭头）与声束几乎平行时基本不显示。所以，可以通过在假体边缘侧壁的显示情况来帮助判断假体的表面纹理。C. 在体毛面假体（黄色箭头）。D. 在体光面假体（蓝色假体）及术中取出假体实物图

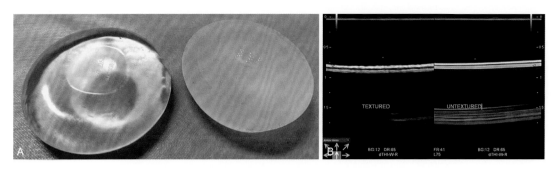

图 3.9　假体的外壳

A. 光面和毛面假体的实物图。B. 水槽实验显示假体的外壳呈"夹心饼干"征：中央无回声伴两侧强回声线。毛面假体外壳较光面的厚，且不光滑

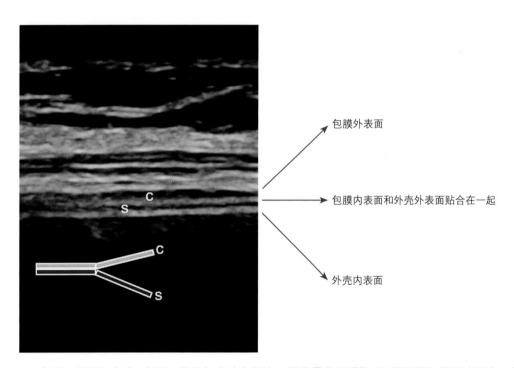

图 3.10　包膜 - 外壳复合体。包膜 - 外壳复合体在超声上最常见的表现为"三强两弱"的回声改变，即三条强回声线夹杂两条低回声 / 无回声。外侧的强回声线对应于包膜外表面，中间的强回声线代表贴合在一起的包膜内表面和外壳外表面，内侧的强回声线对应于外壳的内表面。外侧的强回声线与中间的强回声线之间的等回声表示包膜的厚度。中间和内侧的强回声线之间的等回声 / 无回声代表外壳的厚度。S=shell（外壳），C=capsule（包膜）

　　然而，根据假体外壳类型的不同，回声线的粗细和间距可能不同，部分假体外壳可以表现为三条强回声线，甚至四条强回声线。粗纹理或聚氨酯涂层的外壳在超声上可能表现为一条非常粗且界限不清的线。这些类型的假体形成的包膜 - 外壳复合体在超声中可能不再是典型的"三强两弱"的回声改变（图 3.11）。

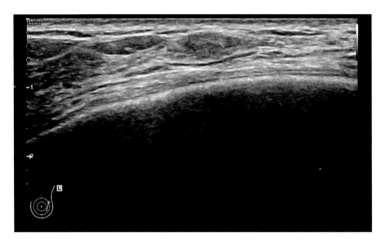

图 3.11　粗纹理毛面假体。粗纹理毛面假体外壳在超声上表现为一条非常粗且界限不清的线。形成的包膜 - 外壳复合体在超声中不再是典型的"三强两弱"的表现。在胸大肌后假体的浅方，代表假体周围包膜的回声线通常难以识别。纤维包膜在假体边缘与假体外壳分离，可以被识别

　　超声检查显示正常的"三强两弱"回声改变常提示假体完整。需要注意的是，方向标记和封底是假体的正常组成部分，这些结构会导致声像图中"三强两弱"的局部出现改变。局部的迂曲、增宽或额外的强回声线可能与这些正常结构有关，需要注意鉴别。

　　正常包膜通常柔软而有弹性，包膜腔一般比假体稍大。纤维包膜增厚可引起假体变形、变硬（图 3.12）。包膜不均匀增厚可使假体移位，也可使假体通过包膜较薄处的表面疝出。

　　硅胶渗出（gel bleed，即少量硅胶从完整的假体外壳渗出）或脂肪坏死可以在包膜内表面形成钙化（图 3.13）。轻微的包膜钙化没有影响。严重和广泛的包膜钙化可能会产生大片声影，从而影响超声评估假体是否破裂。

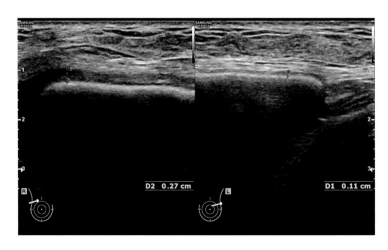

图 3.12　包膜增厚。双侧镜像对比扫查，右侧包膜明显增厚

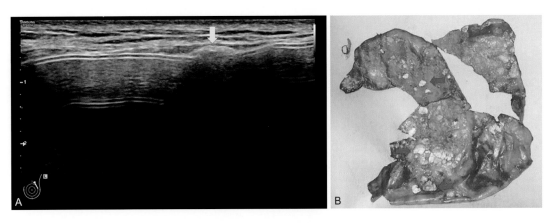

图 3.13 假体的包膜钙化

A. 超声显示假体表面的钙化呈强回声，后伴声影（黄色箭头）。B. 包膜切除的大体病理标本上可见多发钙化（蓝色箭头）

四、假体的波纹状和径向皱褶

波纹状是指假体外轮廓呈分叶状，包膜和假体外壳始终保持平行且紧密贴合（图3.14）。径向皱褶是指假体的外轮廓保持正常，假体外壳内陷并与包膜分离，在外壳和包膜之间产生潜在的空间（图3.14）。径向皱褶几乎垂直于包膜表面，并且内部不包含明显的空间或液体的薄褶皱被认为是正常的变异。它是动态结构，其位置和大小一般不固定。正常的径向皱褶通常没有直接的意义。但是，这些褶皱的尖部容易受到更多的应力而发生破裂。在某些情况下，区分正常的径向皱褶与局限在该处的包膜内破裂很困难。

五、不同假体填充物的声像图特点

如果患者不知道假体的填充物性质，可以利用超声识别假体的填充物性质。如果是硅胶假体，假体边缘的胸壁组织会出现"下沉征"（step-off sign），即假体深方的胸壁组织会整体向深方移位，表现为比它周围的胸壁组织更深（图3.15）。因为通过硅胶的声速较慢

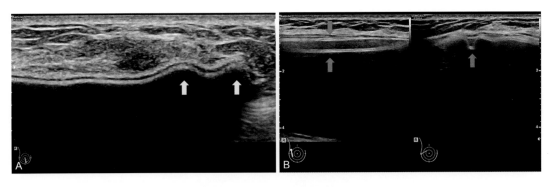

图 3.14 波纹状和径向皱褶

A. 假体波纹状（黄色箭头）。B. 径向皱褶（蓝色箭头）的长轴（左图）和短轴（右图）

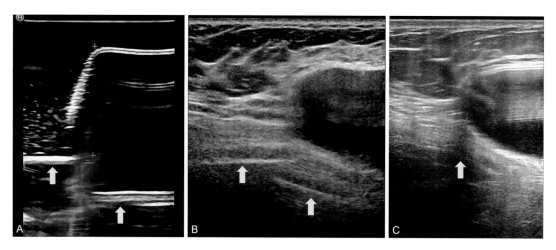

图 3.15　硅胶假体和盐水假体的声像图特点

A. 水槽实验，硅胶假体在水槽中出现明显"下沉征"。B. 硅胶假体患者，出现明显"下沉征"。C. 盐水假体患者，没有"下沉征"

（通过硅胶的声速为 997 m/s，而通过软组织的声速为 1540 m/s），所以会产生这种声速失真伪像。因此，在声像图上测量的硅胶假体的前后径大于实际假体的前后径。

　　扫查假体的边缘，使假体显示在视野的一半左右，这样可以比较假体深方的胸壁组织与假体旁的胸壁组织是否延续。盐水假体不产生这一伪像。"下沉征"的显著程度与声束通过的硅胶厚度相关，通过的硅胶越厚，"下沉征"越明显。因此，不要加压探头，否则可能会减弱这一伪像（图 3.16）。为了更好地展示这一伪像，声束在假体边缘应该几乎

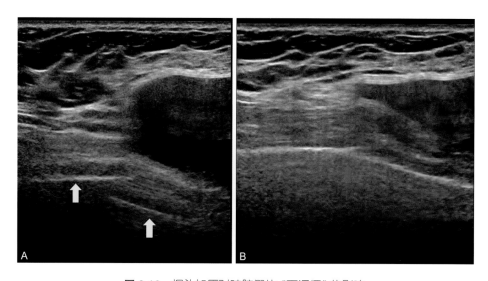

图 3.16　探头加压对硅胶假体"下沉征"的影响

A. 探头不加压时，硅胶假体边缘出现明显的"下沉征"。B. 探头加压后，硅胶假体边缘明显变薄，"下沉征"基本消失

垂直于胸壁。这通常需要对探头施加不同的压力，施加在假体侧探头的压力要大于施加在假体周围侧探头的压力。如果声束与胸壁的入射角度太大，则很难识别"下沉征"。然而，对于严重包膜挛缩的患者，往往很难实现声束在假体边缘与胸壁几乎垂直。

盐水假体、扩张器和某些双腔假体都有充注阀。充注阀有不同类型和位置。重要的是，不要将充注阀与包膜内破裂中塌陷的假体外壳混淆。

盐水假体可以调整假体大小，以达到左右对称。但盐水假体美容效果不如硅胶假体，且比硅胶假体更容易出现明显的褶皱，所以更易破裂。破裂后盐水很快吸收，不易引起炎症和肉芽肿。目前国内基本不再使用盐水假体。

假体可分为单腔假体和双腔假体。双腔假体的外腔为生理盐水，内腔为硅胶。反向双腔假体（双腔扩张器）的内腔为生理盐水，外腔为硅胶。目前最常见的假体是单腔硅胶假体，本书主要内容是有关单腔硅胶假体的，所以提到硅胶假体指的就是单腔硅胶假体。

正常的硅胶假体和盐水假体内部均呈无回声（图3.17）。然而，在近场可能会出现混响伪像。前面我们提到过，不加压探头，使用谐波成像和空间复合成像，可以减少近场混响伪像。

此外，在某些既无包膜内破裂也无包膜外破裂的患者中，硅胶内可能散布着不均一的回声。内部回声可能是由于高海拔气压低而释出的气泡引起或老化的表现。包膜内破裂的患者中，外漏硅胶的回声增强比正常的变异硅胶或老化硅胶的回声更小、更弥散、更均匀（图3.18）。

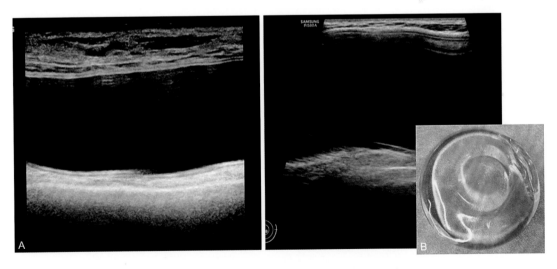

图 3.17　正常盐水和硅胶假体的内部均呈无回声
A. 盐水假体。B. 硅胶假体。虽然放置15年，但假体在超声中仍表现为无回声，假体实物透亮

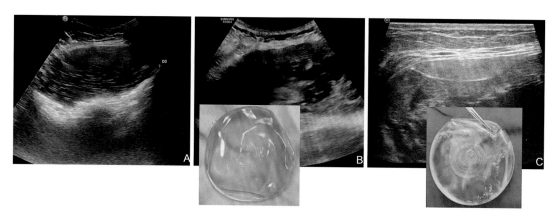

图 3.18 硅胶假体的内部回声

A. 老化假体（放置 14 年）。内部回声不均匀，可见多发散在短线样高回声。B. 老化假体（放置 20 年）。内部回声不均匀，可见团片状高回声。术中取出假体发黄。C. 包膜内破裂硅胶假体（放置 19 年）。漏出到包膜腔内的硅胶回声增强，呈细密点状高回声。术中取出假体可见侧边两个破口

第四节　乳房假体异常超声表现

　　乳房假体的不良事件通常为局部并发症。最常见的是包膜挛缩、假体破裂、感染等。应及早发现假体并发症，以避免不必要和昂贵的假体更换，最重要的是避免随之而来的损伤和更困难的再治疗。所以，对于超声医师来说，了解相应的超声表现对于这些并发症的临床处理至关重要。

一、包膜挛缩

　　包膜挛缩一般通过临床而非超声诊断。包膜挛缩的超声表现包括：①包膜明显增厚。在假体周边积液处或径向皱褶处容易测量。包膜增厚常不均匀，较薄处容易破裂或疝出；②假体形状异常。假体呈球形，前后径增加，后壁向后凸出。正常假体前后径较小，假体后壁向内凸；③由于收缩的包膜呈球形，其体积比正常凸透镜形状的体积小，因此假体外壳会变得多余，径向皱褶数量增加（图 3.19）。

二、假体破裂

　　假体破裂是第二常见的并发症。包括从微小破裂到完全塌陷，常由外伤或自发引起。好发部位为假体边缘和皱褶尖部。

　　盐水假体比硅胶假体更易破裂。盐水假体破裂后，盐水很快被吸收，假体外壳发生明显塌陷。所以盐水假体破裂临床即可发现，一般不需要影像学检查进行诊断。超声表现为一组平行的、水平方向走行的强回声线，与 MRI 中描述的"意大利面征"（linguini sign）相似（图 3.20、图 3.21）。

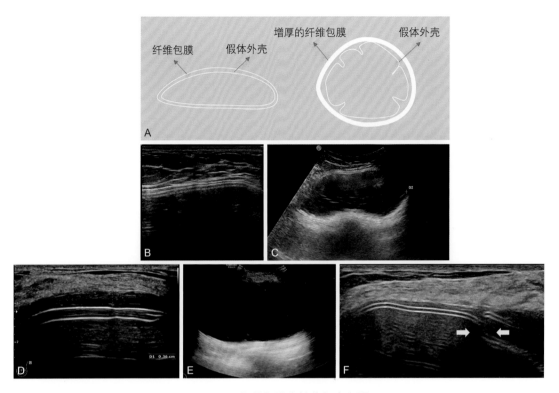

图 3.19　假体包膜挛缩的超声表现

A. 正常假体和包膜挛缩假体的示意图。B、C. 假体周围正常包膜薄。假体前后径较小，假体后壁向内凸。
D ~ F. 58 岁女性，放置假体 17 年，自觉双侧乳房变硬、变形 2 年。临床诊断双乳 Baker Ⅳ级包膜挛缩。
超声所见：包膜增厚。假体呈球形，前后径增加，后壁向后凸出。可见多发皱褶（黄色箭头）

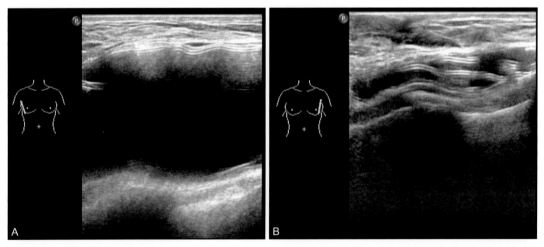

图 3.20　盐水假体破裂的超声表现。42 岁女性，盐水假体植入 14 年，10 天前自觉左侧乳房突然变小，
无明显疼痛

A. 超声显示右侧假体完整。B. 左侧假体破裂，超声表现为一组平行的、水平方向走行的强回声线，代表
塌陷的假体外壳。盐水基本被吸收

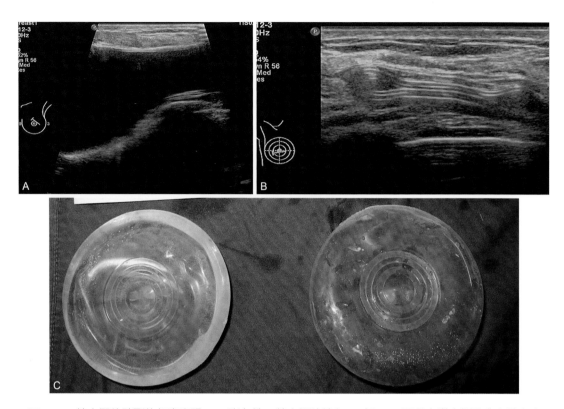

图 3.21　盐水假体破裂的超声表现。41 岁女性，盐水假体植入 12 年，15 天前自觉右侧乳房突然变小
A. 超声显示左侧假体完整。B. 右侧假体破裂，超声表现为一组平行的、水平方向走行的强回声线，代表塌陷的假体外壳。盐水基本被吸收。C. 术中取出双侧假体，显示左侧盐水假体完整（左图），右侧假体内盐水基本漏光吸收（右图）

因为硅胶具有高黏性和不可吸收性，硅胶假体轻微破裂临床不易发现，特别是新一代硅胶假体。硅胶假体破裂包括包膜内破裂、包膜外破裂（图 3.22）。包膜内破裂比包膜外破裂更常见。

（1）包膜内破裂：假体外壳破裂，硅胶漏到纤维包膜腔内。破裂轻微的时候，外漏的硅胶位于皱褶处。破裂明显时，大部分硅胶漏到包膜腔内，假体外壳明显塌陷。

（2）包膜外破裂：假体外壳和纤维包膜均破裂。外漏的硅胶会引发强烈的异物反应，形成硅胶肉芽肿。

（一）包膜内破裂

硅胶假体包膜内破裂的超声表现与破裂的初始位置、漏出到包膜内的硅胶量以及外壳的塌陷程度有关。急性破裂时，外漏的硅胶一般是无回声，而当破裂时间较长时，外漏的硅胶呈高回声。硅胶假体包膜内破裂的经典超声征象包括"锁孔征"（keyhole sign）或"套索征"（noose sign）、"包膜下线征"（subcapsular line sign）和"阶梯征"（stepladder sign）（图 3.23）。破裂好发于径向褶皱尖部，漏出的硅胶聚集在该处，呈"锁孔征"或"套索征"，这被认为是包膜内破裂的早期表现之一。

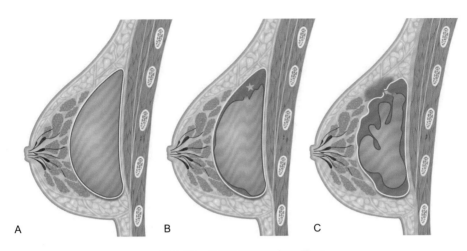

图 3.22　硅胶假体破裂解剖图示

A. 未破裂的腺体后单腔硅胶假体的外壳（蓝色）贴合并完全包含在纤维包膜内（白色）B. 当发生包膜内破裂时，外壳破裂，硅胶漏出到纤维包膜腔内（黄色五角星），包膜完整。C. 当发生包膜外破裂时，外壳和包膜均发生破裂，硅胶漏出到包膜外邻近的组织（黄色箭头所示）

　　"阶梯征"是硅胶假体包膜内破裂最可靠的超声表现，但不敏感，因为它们一般出现在破裂较大、外壳完全或接近完全塌陷的患者中。所以，并非所有包膜内破裂都会出现"阶梯征"。包膜内破裂的超声表现与假体外壳破裂范围和塌陷程度有关。既往的研究显示，MRI 对假体破裂的诊断敏感性优于超声，因为超声医师主要关注经典但不敏感的"阶梯征"（伴或不伴回声异常）。但是，如果超声医师掌握了假体外壳和纤维包膜的正常超声表现，那么超声诊断包膜内破裂的灵敏度可以明显提高，甚至可以达到 MRI 的水平。

　　提高超声诊断包膜内破裂灵敏度的关键是识别轻度的包膜、外壳分离，即"包膜下线征"。因为在发生包膜内破裂时，假体内的硅胶外漏至包膜和外壳之间，会导致包膜与外壳之间的距离增加。假体周围纤维包膜与外壳之间的分离程度与硅胶外漏程度和外壳塌陷程度相关。随着硅胶持续外漏，假体外壳逐渐内陷，产生一系列平行于或不平行于探头表面的强回声线，即"阶梯征"。随着时间的推移，大部分硅胶可能会挤进包膜腔内，导致包膜 - 外壳复合体形成的典型"三强两弱"征象完全消失。这种情况下，如果探头频率 ≥ 10 MHz，扫查深度过浅时，塌陷的外壳可能因为位置太深而无法显示，只显示一条代表完整包膜的强回声线（图 3.23）。所以，应使用低频探头，寻找塌陷的外壳。

　　但是，在正常的径向皱褶中也会出现轻度包膜、外壳分离，因此需要区分径向皱褶和包膜内破裂塌陷的外壳，但有时比较困难（图 3.24、图 3.25）。径向皱褶一般与外壳垂直，在短轴观察时，显示附着于外壳。但是，一些非常长且特别弯曲的径向褶皱，一部分可能平行于假体外壳，需要动态观察其与外壳的延续关系。区分径向皱褶和包膜内破裂的关键特征是包膜和外壳之间分离的形状。在包膜内破裂时，包膜与外壳之间的分离是片状的。包膜和外壳在两个正交平面内均是较长范围的分离。另外，在径向皱褶中，包膜和外壳分离呈现线性。在平行于褶皱长轴方向是较长范围的，在垂直于皱褶长轴方向是较短的，呈锁孔状或 V 形。

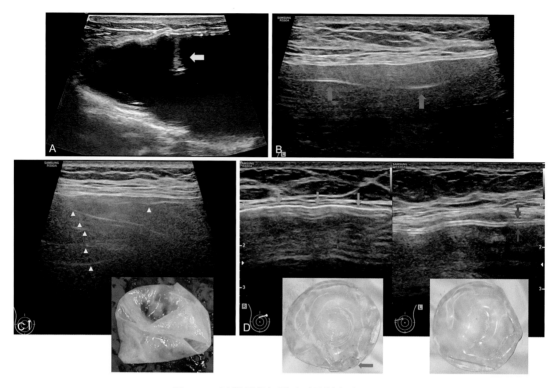

图 3.23　硅胶假体包膜内破裂的超声表现

A. 超声显示"锁孔征"或"套索征"（黄色箭头），这是由径向褶皱内聚集的硅胶造成的。B. 超声显示"包膜下线征"（蓝色箭头）。发生包膜内破裂时，假体内的硅胶外漏至包膜和外壳之间，导致包膜与外壳之间的距离增加。包膜与外壳之间的分离程度与硅胶外漏程度和外壳塌陷程度相关。C. 超声显示"阶梯征"（白色三角形）。随着硅胶持续外漏，假体外壳逐渐内陷，产生一系列平行于或不平行于探头表面并代表塌陷和折叠的外壳的强回声线。术中取出假体，显示假体完全裂开，大部分内容物漏出，假体内基本是空的。D. 超声显示右侧假体包膜内破裂，包膜 - 外壳复合体形成的典型"三强两弱"征象完全消失，只剩下一条代表包膜的强回声线（绿色箭头）。左侧假体完整，显示典型的"三强两弱"回声改变（红色箭头）。紫色箭头所指为右侧假体破口

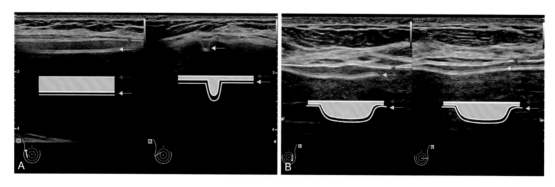

图 3.24　鉴别包膜内破裂塌陷的外壳和径向皱褶

A. 在径向皱褶中，包膜和外壳分离呈线性。在平行于褶皱长轴方向是较长范围的（左图），在垂直于皱褶长轴方向是较短的，呈锁孔状或 V 形（右图）。B. 在包膜内破裂时，包膜与外壳之间的分离是片状的。包膜和外壳在两个正交平面内均是较长范围的分离。红色箭头代表包膜，黄色箭头代表外壳

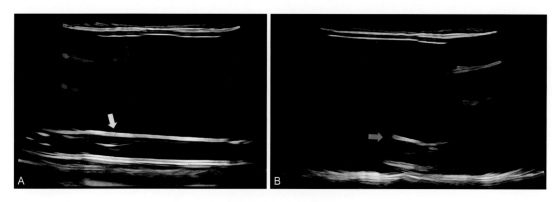

图 3.25　水槽实验显示离体假体的径向皱褶

A、B.将一个完整的硅胶假体底部中央对折形成皱褶，放进水槽，分别显示皱褶的长轴（黄色箭头）和短轴（蓝色箭头）

　　如果两者分离成径向皱褶，需要通过回声判断有无破裂可能（图 3.26）。因为正常的径向皱褶更常见，所以如果是无回声且无其他破裂证据可以认为是正常的。如果呈稍高回声，破裂的可能性增加一些，但如果没有其他包膜内破裂的证据，仍考虑正常的渗出。如果呈显著高回声或"暴风雪征"（"锁孔征"或"套索征"）则表示存在包膜内破裂。

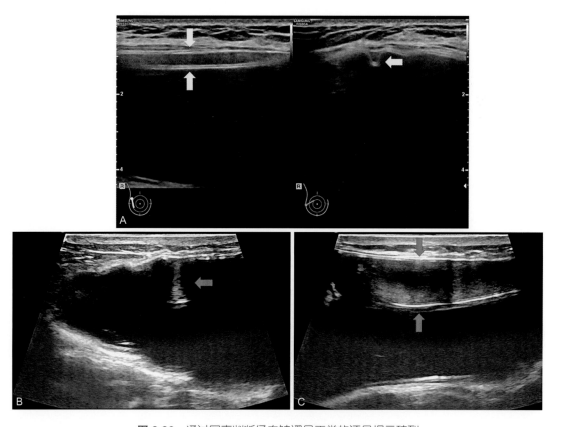

图 3.26　通过回声判断径向皱褶是正常的还是提示破裂

A.假体完整，可见正常径向皱褶，内为少量积液，呈无回声（黄色箭头）。B、C.假体破裂，径向皱褶内为漏出硅胶，表现为显著高回声（蓝色箭头），短轴呈"锁孔征"或"套索征"

寻找更敏感的"包膜下线征"（即包膜、外壳异常分离）将提高超声检查对包膜内破裂发现的敏感性，并使超声检查在检测包膜内破裂方面与 MRI 更具竞争力。超声检查包膜内破裂的优点是比 MRI 便宜，更容易获得。它的缺点依然是操作者依赖性较强。

超声能较好地显示浅方的包膜、外壳异常分离，灵敏度较高，但对深方异常分离的包膜、外壳的显示灵敏度较低。MRI 显示浅方和深方的包膜、外壳分离的灵敏度都较高，因此在显示单纯深方的外壳破裂上较超声更有优势。

超声检查中可能出现一些酷似硅胶假体包膜内破裂的情况（图 3.27）。在近场可能会

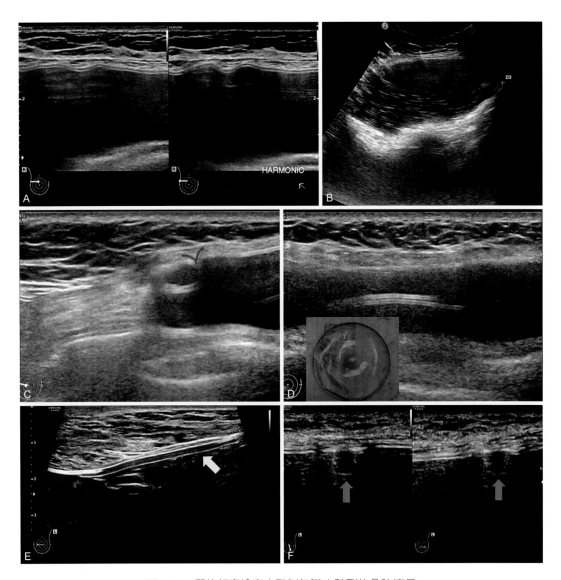

图 3.27　假体超声检查中酷似包膜内破裂的几种情况

A. 在近场可能会出现混响伪像，表现为与包膜 - 外壳复合体平行的高回声带。可以通过不加压探头、使用谐波成像等改善。B. 老化硅胶假体内部出现多发散在短线样高回声，与"阶梯征"相似。C、D. 一些非常长且特别弯曲的径向褶皱，一部分可能平行于假体外壳，需要动态观察其与外壳的延续关系，在皱褶底部，可见外壳内折（红色曲线）。E. 硅胶假体发生翻转，封底（黄色箭头）位于浅方，酷似"包膜下线征"。F. 盐水假体的充注阀酷似"包膜下线征"

出现混响伪像，表现为与包膜 - 外壳复合体平行的高回声带。通过不加压探头、使用谐波成像、空间复合成像可以改善混响伪像。超声医师需要识别这一伪像，在检查过程中不一定要消除它。需要注意的是，当假体内部出现不平行于包膜 - 外壳复合体的强回声线，应怀疑破裂可能。有时没有发生破裂的假体内部可能由于气泡或老化等原因出现短线样高回声或团片状高回声，造成破裂的假象。一些非常长且特别弯曲的径向褶皱，可能被误认为"阶梯征"。应该动态观察其与外壳的延续关系。在皱褶底部，可见外壳内折的表现。方向标记和封底是假体的正常组成部分，这些结构可能酷似"包膜下线征"，需要注意鉴别。严重和广泛的包膜钙化可能会产生大片声影，掩盖正常外壳的显示，可能被误认为破裂的表现。

　　最新一代假体是由半固态硅胶构成，类似于橡皮软糖。当发生破裂时，这种半固态硅胶可能不容易外溢到假体外、包膜腔内，导致明显的外壳塌陷，形成"阶梯征"。Rochira等的研究显示，判断这类假体破裂最可靠的超声征象是假体外壳连续性中断。然而，由于波纹状、皱褶、伪像等因素，超声并不容易发现这一征象，特别是当断裂发生在假体后表面时（图 3.28）。

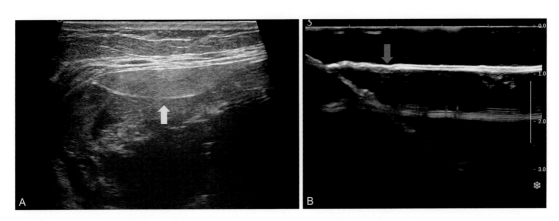

图 3.28　硅胶假体外壳连续性中断。40 岁女性，假体植入 19 年，自觉右侧假体自术后一直偏硬，有轻度不适感
A. 右侧假体破裂，有部分硅胶漏出，超声显示典型的"包膜下线征"（黄色箭头），漏出的硅胶呈显著高回声。B. 术后取出假体进行体外水槽实验显示，外壳破裂处不连续（蓝色箭头）。假体位于患者体内时，受外漏的硅胶、近场伪像等因素的影响，超声很难发现这种外壳不连续的表现。但是，因为有一定的硅胶漏出使包膜和假体外壳间距增加，出现"包膜下线征"可以帮助诊断

（二）包膜外破裂与继发淋巴结改变

　　包膜外破裂可以伴发不同程度的包膜内破裂，从外壳几乎不塌陷到完全塌陷。当发现包膜内破裂时，需要评估是否有游离的硅胶。MRI 可以提供游离硅胶迁移的位置和范围等信息。外漏至包膜外的硅胶发生炎症反应，形成硅胶肉芽肿。硅胶肉芽肿的典型超声表现是"暴风雪征"：均匀高回声，前缘光滑，后缘受脏声影的影响显示不清晰（图 3.29）。然而，硅胶肉芽肿的超声表现可能与硅胶滴的大小、纤维化和异物反应的量、肉芽肿形成的

年限相关。其超声表现包括复杂囊肿、等回声结节。时间很长的硅胶肉芽肿甚至可以表现为边缘呈毛刺状、后伴声影的低回声结节。"暴风雪征"最常见，复杂囊性表现次之，等回声和酷似恶性表现的低回声结节最不常见，同一患者可同时有多种表现（图3.29）。既往研究显示，"暴风雪样"硅胶肉芽肿的病理结果显示为小硅胶球、广泛纤维化、硅胶球之间有异物反应。复杂囊性外观的硅胶肉芽肿的病理结果显示为硅胶球较大，纤维化和异物反应较少。

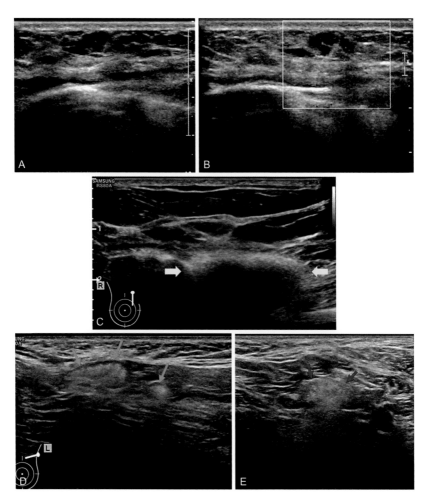

图 3.29　硅胶假体包膜外破裂的超声表现

A、B. 50 岁女性，假体植入 5 年，触及左乳肿物 2 个月，有压痛。手术切除病理证实为硅胶肉芽肿。超声表现为乳腺内囊实混合回声结节，形态不规则，后方回声增强，病变内部和周围未见明显血流信号。C. 超声显示假体周边大片高回声，呈典型的"暴风雪征"（黄色箭头）。D. 超声显示腋窝淋巴结大部分呈高回声，仍保留较薄呈低回声的正常皮质（绿色箭头）。E. 随着硅胶的进一步堆积，整个淋巴结基本呈高回声，通过识别代表淋巴结被膜的强回声细线（红色箭头）可以区分含硅胶淋巴结和硅胶肉芽肿。在包膜外破裂和硅胶渗出中均可看到图 D 和 E 中的表现

　　单纯依靠"暴风雪征"诊断包膜外破裂的敏感性低，认识硅胶肉芽肿具有不同超声表现可以提高超声诊断包膜外破裂的敏感性。硅胶肉芽肿好发于假体周边、径向皱褶处。外漏的硅胶可以表现为结节样，也可以沿包膜外表面呈薄片状散开。包膜外呈薄片状的硅胶与广泛的包膜钙化在超声上常难以鉴别。

　　当硅胶假体破裂后再植入新的硅胶假体时，常难以区分硅胶肉芽肿是既往假体破裂残留导致的，还是新植入的假体破裂导致的。可以与既往的检查对比判断。如果没有既往的检查对比，则难以鉴别。

　　外溢的硅胶通常向腋窝迁移，也可能向远处迁移，如臂丛、上肢、上腹部或背部。硅胶也可能通过淋巴管聚集到区域淋巴结中。需要注意的是，发现含有硅胶的淋巴结并不是提示假体破裂的充分证据，因为它可能是由硅胶渗出（即少量硅胶从完整的假体外壳渗出）引起的。硅胶一般从淋巴门开始累及，逐渐向外到达皮质。在超声检查中，淋巴结内硅胶呈高回声（见图3.29）。如果仅是淋巴门回声增强，后方不伴声影时，一般很难与正常的淋巴门回声区分开。可以通过双侧腋窝对比扫查判断。当淋巴结皮质受累且明显变薄时，可以通过显示呈强回声的淋巴结被膜来识别淋巴结。当整个淋巴结呈"暴风雪样"改变时，与外漏的硅胶肉芽肿难以鉴别。

三、假体周围异常积液

　　乳房假体周围积液常见，正常的假体周围积液很少，一般在假体周边或径向皱褶内（图3.30、图3.31）。

　　术后早期，血清肿是最常见的并发症。血清肿通常在术后4～5周被吸收。植入后1年或更长时间发生的血清肿被认为是晚期血清肿，据报道发生率为1.4%～1.9%。大多数晚期血清肿的形成与毛面假体相关。血清肿可能表现为单纯的无回声或伴有代表纤维蛋白粘连的薄分隔（图3.32）。

　　感染是术后早期的严重并发症。其中乳房重建患者比因美容原因接受隆乳的患者更易发生感染，文献报道两者发生率分别为4.8%～35.4%和1.9%～2.5%。急性感染表现为蜂窝织炎的典型症状和体征，即乳房的红肿热痛，最终形成脓肿，并可在术后数小时内进展

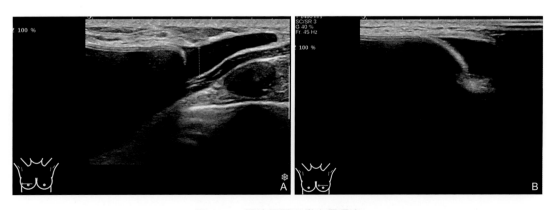

图3.30　假体周围正常少量积液
A、B. 31岁女性，假体植入2年，无不适。超声显示右侧和左侧毛面假体周围少量积液，呈无回声

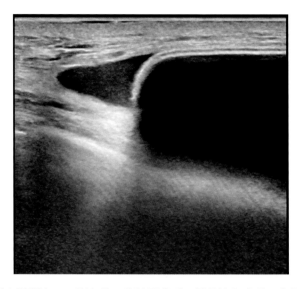

图 3.31　假体周围正常少量积液。47 岁女性，乳腺癌术后，假体植入术后 3 个月。超声显示毛面假体周围少量积液，呈无回声，内透声不佳

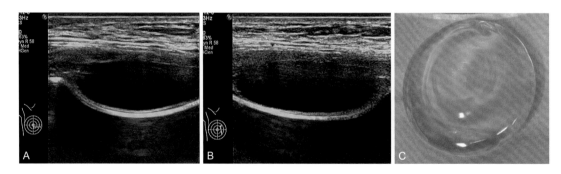

图 3.32　假体周围血清肿

A、B. 36 岁女性，光面假体植入 12 年，右侧发硬 2 年。超声显示包膜与假体间无回声。C. 手术证实假体完整，包膜腔内可见黄色液体

为中毒性休克综合征，因此，一般临床即可诊断。相比之下，亚急性或晚期感染可能是亚临床的。乳房假体植入后几个月出现的亚急性感染，可能仅伴随全身不适或其他症状，如乳房疼痛、假体移位或伤口愈合时间延长。晚期感染发生在假体植入后数月至数年，只有模糊的乳房疼痛，并可能由血行播散至远处感染而被发现。超声表现为皮下脂肪和腺体回声增强，内可见低或无回声区。假体周围出现有张力、不可压缩的积液。包膜增厚，积液内出现代表纤维蛋白粘连的分隔。彩色多普勒通常显示周围组织和增厚的包膜明显充血（图 3.33、图 3.34）。影像学引导下的抽吸可以用于诊断，但超声引导下的重复抽吸或放置引流管一般很难治愈感染。

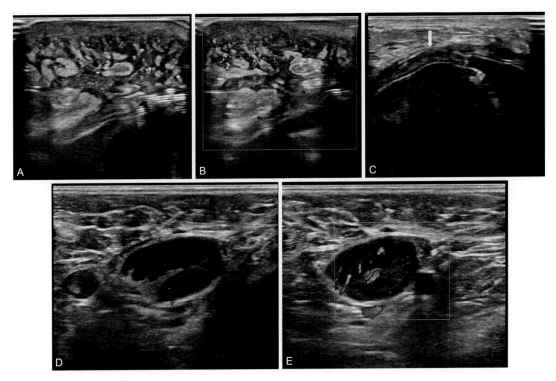

图 3.33　假体植入术后合并感染。44 岁女性，假体植入 16 年，左乳红肿、疼痛 1 个月，局部破溃流脓 1 周
A、B. 左乳头深方可见不规则低回声区，内可见散在点状强回声，加压可见流动征象，周围可见血流信号。C. 假体周围包膜明显增厚（黄色箭头）。D、E. 左腋下可见多发肿大淋巴结，皮质增厚，内部可见较丰富血流信号

　　血肿通常发生在术后早期，发生率低于 5%，可由外伤或自发引起。血肿的超声表现通常随时间推移而变化（图 3.35、图 3.36）。急性期血肿一般呈低回声，大部分呈囊性。随后，形成液体 - 碎屑分层，血液开始凝固，变成高回声。当整个血肿变成凝血块时，表现为实性。慢性期，血肿机化或完全液化，可以表现为实性、囊实性或囊性包块。部分可形成钙化。

四、假体移位、翻转及其他

　　假体可能会发生旋转或翻转，这是手术移除或置换的指征。根据方向标记和封底的位置可以判断假体是否发生旋转或翻转（图 3.37 ~ 图 3.39）。假体术后也可能会出现其他并发症，比如皮下积气（图 3.40）。

五、假体相关间变性大细胞淋巴瘤

　　2011 年，美国食品和药物管理局（FDA）提出乳房假体可能与一种罕见的非霍奇金淋巴瘤——间变性大细胞淋巴瘤（ALCL）有关。2016 年，世界卫生组织（WHO）确认并将其定义为一个独立的个体，即乳房假体相关间变性大细胞淋巴瘤（breast implant-

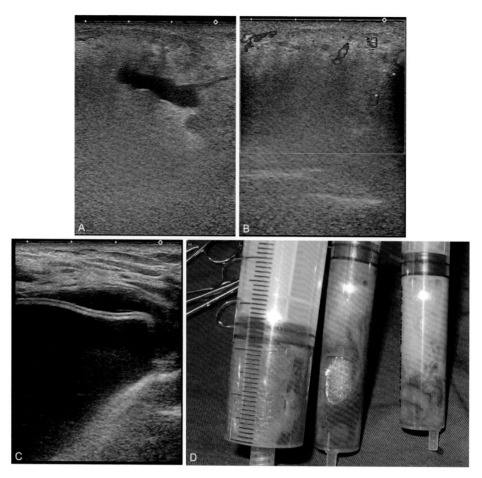

图 3.34　假体和自体脂肪注射术后感染。19 岁女性，右侧乳房假体、自体脂肪注射术后 13 天，局部出现红肿热痛 3 天

A、B. 超声显示右乳外上象限皮肤红肿处皮下脂肪层内可见大片高回声区，边缘模糊，其内见多发无回声，边界尚清，可见较丰富血流信号。C. 右侧假体周围可见积液，内透声差。D. 穿刺抽出 80 ml 脓性、血性液体，可见脂滴

associated anaplastic large cell lymphoma，BIA-ALCL），并将其定义为间变性淋巴瘤激酶阴性亚型。由于缺乏长期随访的大型前瞻性队列研究的数据，目前对 BIA-ALCL 的实际认识存在一定局限性。随着人们对它的认识不断加深，其发病率呈上升趋势。

　　Keech 和 Creech 于 1997 年报道了首例 BIA-ALCL。BIA-ALCL 的发病率低，通常与毛面假体相关。从假体植入到确诊的平均时间为（7.77 ± 4.33）年。40.6% 的患者植入假体是为了美观，59.4% 的患者是为了乳房重建。确诊时平均年龄（54.7 ± 11.8）岁。自 1997 年首次病例报告以来，截至 2022 年 6 月，美国整形外科医师学会（American Society of Plastic Surgeons，ASPS）已在全球范围内认可了 1216 例 BIA-ALCL 病例。然而，由于缺乏乳房假体登记系统以及对 BIA-ALCL 的认识和诊断不足，这种罕见疾病的绝对风险可能高于预测。BIA-ALCL 的确切病因尚未确定，但目前的研究支持它的发生是多因素作用的，可能包括遗传因素和慢性炎症。

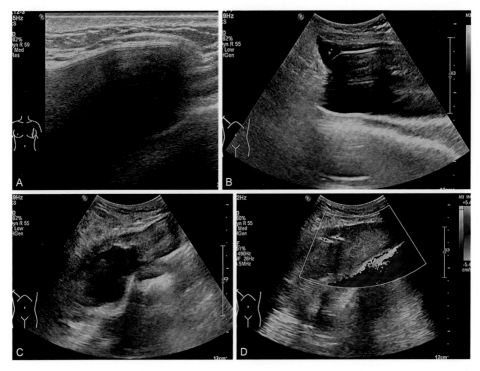

图 3.35　假体周围血肿。32 岁女性，假体植入 20 天，右乳外伤 2 天

A. 超声显示左侧假体完整，透声好。B ~ D. 超声显示右侧假体周围可见混合回声包块，挤压时形变明显，内未见明显血流信号

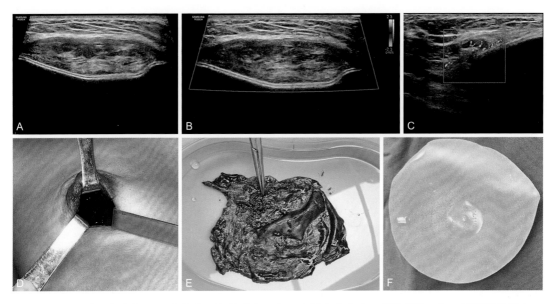

图 3.36　假体周围血肿。34 岁女性，假体植入 9 年，自觉右乳疼痛、假体移位 1 年，无明确外伤史

A、B. 超声显示右侧假体完整，内透声好。乳头上方包膜与假体间可见不均匀低回声，内未见明显血流信号。C. 右侧包膜不均匀增厚，以外上方为著，范围约 1.7 cm × 0.4 cm，周边及内部可见较丰富血流信号。D. 术中切开右侧包膜，显示包膜腔内有 10 余毫升陈旧积血和少量凝血块样物。E. 镊子所指处为明显增厚的包膜，对应于图 C 中超声所见，考虑为出血部位。F. 取出的右侧假体完整，没有破裂和漏出

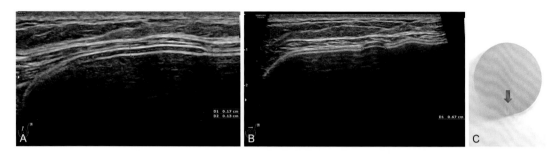

图 3.37　解剖型假体发生旋转。36 岁女性，假体植入 5 年，自觉左乳上方局部饱满

A、B. 超声显示左侧假体表面的方向标记位于 12 点钟方向，正常应该位于 6 点钟方向。术中证实假体水平旋转 180°。C. 取出的假体，红色箭头所示为超声显示的方向标记

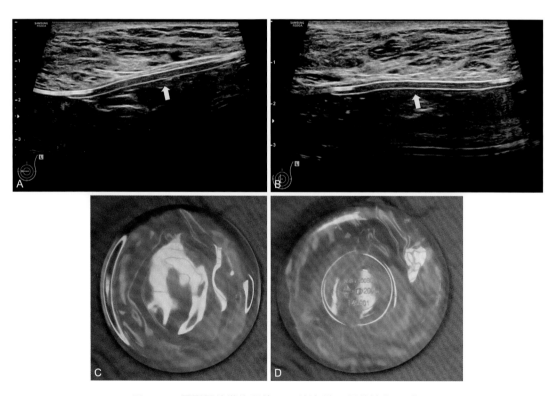

图 3.38　圆形假体发生翻转。57 岁女性，假体植入 20 年

A、B. 超声显示封底（黄色箭头）位于假体浅方，假体发生翻转。C、D. 分别为左侧假体的表面（正面）和底面（反面）朝上实物图。术中证实左侧假体发生翻转

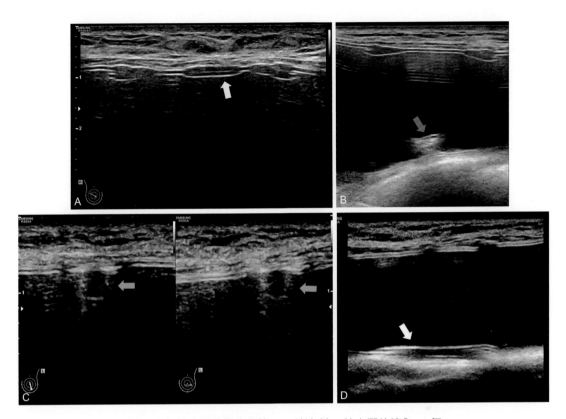

图 3.39　盐水假体发生翻转。43 岁女性，盐水假体植入 21 年

A. 右侧假体封底（黄色箭头）位于浅方。B. 充注阀（蓝色箭头）在深方，说明右侧假体发生翻转。C. 左侧假体充注阀（绿色箭头）在浅方。D. 封底（白色箭头）位于深方，说明左侧假体位置正常

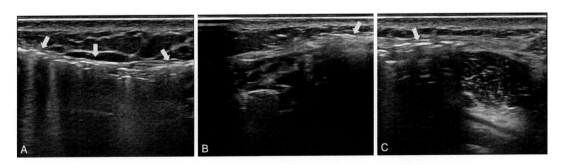

图 3.40　假体术后皮下积气。33 岁女性，假体植入术后 4 天，右侧季肋区皮下触及握雪感

A ~ C. 前胸部皮下脂肪层深方可见气体样强回声（黄色箭头）

该疾病有两种不同的临床病理亚型：假体周围积液型（85%）和假体周围肿块型（15%）。多数情况下，只累及一侧乳房，最常见的表现是迟发性假体周围积液，引起乳房肿胀、体积增大和压痛。通常在假体植入术后至少1年出现，平均7~10年，一般无外伤史或感染史。晚期表现为可触及乳房肿块，是第二常见的临床体征。腋窝淋巴结肿大也可能是患者的首发症状。少数表现为包膜挛缩伴乳房轮廓变形、皮疹和皮肤溃疡等。

如果诊断和治疗及时，BIA-ALCL患者预后良好。单纯积液型通常是惰性的，可以通过手术治愈，而对具有侵袭性的肿块型则主张进行全身性治疗。临床高度怀疑BIA-ALCL时，有针对性地应用影像学和病理学检查是及时、准确诊断BIA-ALCL的关键。但对于BIA-ALCL，目前尚无诊断、分期、疗效评估和监测的标准化影像学指南。

超声检查对假体周围积液的敏感性高，但特异性有限。假体周围积液的鉴别诊断包括感染、假体破裂、血清肿、血肿、恶性肿瘤等。BIA-ALCL通常表现为均匀的假体周围积液和假体周围乳腺组织的炎症改变，有时可伴有不规则的包膜轮廓。肿块型BIA-ALCL通常表现为椭圆形、低回声、边界清的实性肿块，超声检出具有较高的灵敏度。彩色多普勒超声一般显示血供不丰富。超声还可以引导肿大淋巴结或肿块型的穿刺活检。

六、假体相关鳞状细胞癌

2022年，美国食品和药物管理局（FDA）发布了一份有关乳房假体相关鳞状细胞癌（breast implant-associated squamous cell carcinoma, BIA-SCC）的安全通告。BIA-SCC是一种起源于乳房假体包膜的具有潜在侵袭性的上皮性肿瘤，预后差。它是一种罕见且缺乏特征的疾病，Paletta于1992年报道了首例BIA-SCC，目前全球报道的病例数不超过30例。在确诊BIA-SCC之前，需要先排除乳腺原发SCC和原发其他部位SCC转移的可能。

患者诊断时的中位年龄为52岁（40~81岁）。既有毛面假体，也有光面假体的患者。从假体首次植入到确诊BIA-SCC的中位年龄时间为18年（6~42年）。部分患者在切除术后12个月内复发。多数患者表现为乳房肿胀、疼痛。文献中显示超声表现一般为囊实混合回声包块。随着对BIA-SCC认识的不断深入，目前尚缺乏全面、完善的诊断和治疗指南，这可能导致漏诊、误诊和治疗不当。

七、假体取出后相关并发症

假体取出后的超声表现不同，这取决于是单纯假体取出术，还是假体取出并包膜切除术。如果是单纯假体取出，而未切除包膜，那么包膜内可能会形成血清肿或包膜发生钙化。腺体后包膜腔比胸大肌后包膜腔更容易形成血清肿。超声表现为厚壁的复杂囊肿，囊壁或腔内伴有钙化，囊腔内可有沉积物。部分病例包膜腔塌陷，包膜发生纤维化，形成瘢痕愈合或致密钙化（图3.41）。如果进行的是假体取出并包膜切除术，则不会形成包膜内血清肿。其超声表现与肿物切除术后相似，如形成血肿、瘢痕愈合等（图3.42）。

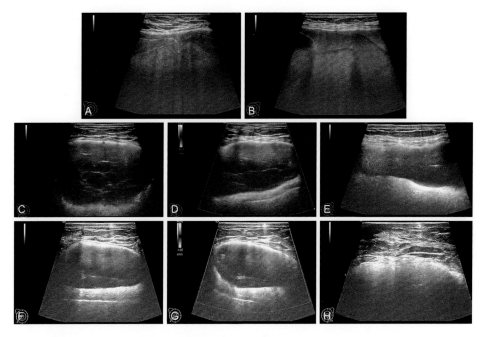

图 3.41　假体取出术后形成血清肿的超声表现。50 岁女性，假体植入 24 年

A、B. 超声显示双侧假体包膜内破裂的表现。C～E. 双侧假体取出术后 2 个月复查，超声显示双侧乳腺腺体深方可见厚壁囊性包块，内可见多发纤维分隔，未见明显血流信号，考虑血清肿形成。F～H. 双侧假体取出术后 1 年复查，超声显示右侧腺体深方可见厚壁囊性包块，壁上可见强回声，内可见多发纤维分隔，未见明显血流信号。左侧腺体深方可见大片强回声后伴声影，考虑包膜形成钙化

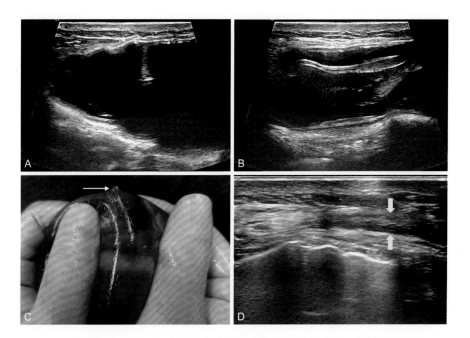

图 3.42　假体取出术后形成瘢痕愈合的超声表现。59 岁女性，假体植入 16 年

A、B. 超声显示假体包膜内破裂的表现。C. 术中见假体表面有内容物黏附，假体内容物发黄，假体基底面（靠胸壁侧）发现一个 2 mm 大小的洞，用力挤压有内容物被挤出（白色箭头）。D. 假体取出术后 1 年复查，超声显示包膜腔塌陷，形成瘢痕愈合（黄色箭头）

第五节　假体植入后的乳腺评估

需要注意的是，除了与假体相关的并发症之外，假体患者与无假体患者均面临相同的乳腺良、恶性病变（图 3.43 ~ 图 3.48）。如果过于专注对假体的评估，而忽略对乳腺的扫

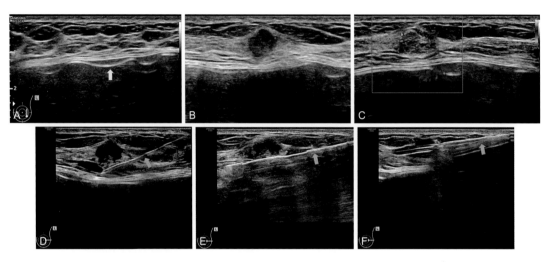

图 3.43　假体破裂伴浸润性乳腺癌。43 岁女性，假体植入 15 年，无不适

A. 超声显示左侧假体出现"包膜下线征"（黄色箭头），提示假体破裂可能。B、C. 左乳 3 点钟位置可见一低回声结节，呈不规则形，边缘不光整，可见小分叶，周边和内部可见血流信号。D ~ F. 超声引导下，对左乳 3 点钟位置结节行旋切活检术，蓝色箭头所指为 10 G 组织旋切活检针。手术证实左侧假体破裂，结节病理结果为浸润性乳腺癌

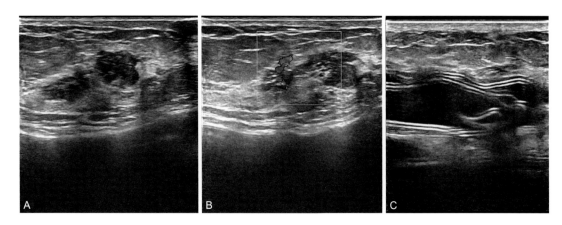

图 3.44　假体植入合并浸润性乳腺癌。59 岁女性，假体植入 23 年

A、B. 左乳 3 点钟位置可见一低回声结节，呈不规则形，边缘不光整，可见小分叶及成角，周边和内部可见血流信号。结节病理结果为浸润性乳腺癌。C. 左乳切除术后，左侧胸壁可见充盈不佳的扩张器

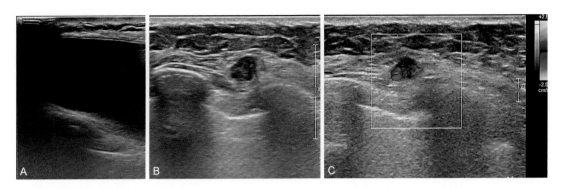

图 3.45　乳腺癌并假体植入术后，乳腺癌复发。54 岁女性，因乳腺癌左乳切除并假体植入术后
A. 左侧假体完整，透声好。B、C. 左乳外上侧胸壁肌层内可见一低回声结节，呈不规则形，边缘不光整，可见小分叶，其旁可见血管走行。手术切除病理检查为乳腺癌复发

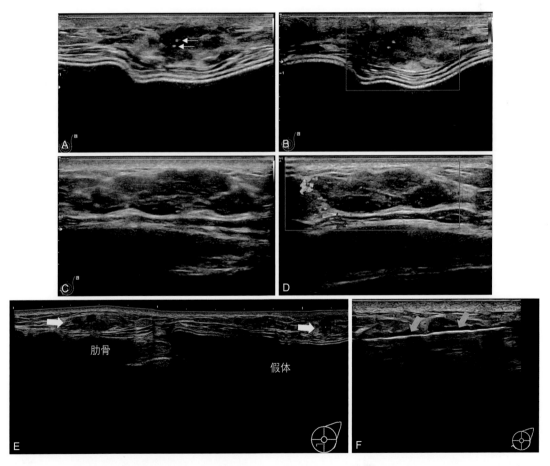

图 3.46　乳腺癌并假体植入术后，乳腺癌复发。35 岁女性，因乳腺癌左乳切除并假体植入术后 2 年
A ~ E. 左侧胸壁可见两个低回声结节（黄色箭头），呈不规则形，结节边缘不光整，可见成角或小分叶，内见多发点状强回声（白色箭头），结节周边可见较丰富血流信号。F. 超声引导下，对胸壁结节行粗针活检穿刺术。结节病理均为浸润性乳腺癌。蓝色箭头所指为穿刺针

查，可能造成严重的漏诊误诊。乳房假体不应影响患者进行必要的超声引导下介入诊疗。超声引导下肿物的粗针穿刺活检、真空辅助微创旋切等介入操作都是比较安全的（图 3.43、图 3.46 和图 3.47）。但需要在知情同意书中告知患者乳腺介入操作过程中存在假体破裂的风险。

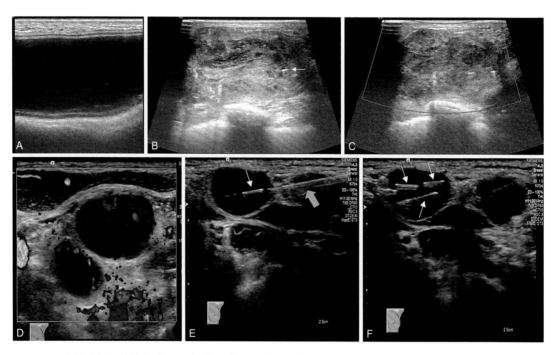

图 3.47　乳腺癌并假体植入术后，胸壁、锁骨上淋巴结多发转移并放射性粒子植入。45 岁女性，因乳腺癌左乳切除并假体植入术后 5 年，左侧胸壁及左侧锁骨上淋巴结转移 1 年

A. 左侧胸壁可见假体，假体完整，透声好。B、C. 左侧胸壁假体上方可见低回声包块，边界欠清晰，形态不规则，内见多发散在短线样强回声（白色箭头示放射性粒子），周边可见少量血流信号。D. 左侧锁骨上可见多发肿大淋巴结，结构不清，内可见少量血流信号。E、F. 超声引导下，对左锁骨上淋巴结行放射性粒子植入术（白色箭头示放射性粒子）。蓝色箭头所指为麦克针

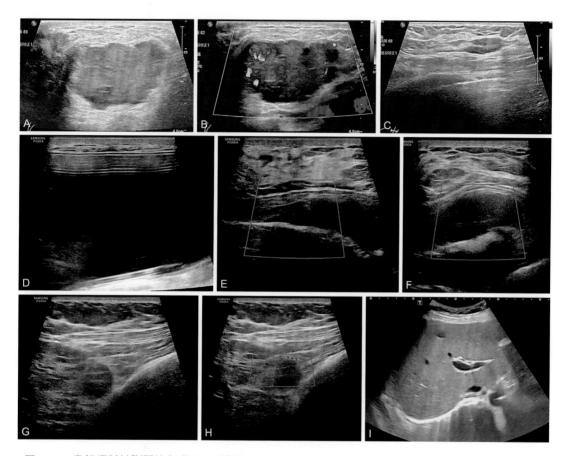

图 3.48　乳腺癌并扩张器植入术后，对侧胸壁、腋下淋巴结及肝转移。35 岁女性，触及左乳肿物就诊
A、B. 左乳可见一低回声包块，呈不规则形，边缘不光整，可见小分叶，周边和内部可见较丰富血流信号。C. 左侧腋下见稍大淋巴结，皮质增厚。病理证实左乳包块为浸润性乳腺癌，伴左腋下淋巴结转移。
D～I. 左乳切除并左侧胸壁扩张器植入术后 15 个月复查。D. 左侧胸壁可见扩张器，扩张器完整，透声好。
E、F. 右乳深方胸壁内可见一低回声包块，边界欠清，深方肋骨皮质不连续，包块内未见明显血流信号。
G、H. 右腋下可见肿大淋巴结，门样结构不清晰，内未见明显血流信号。I. 肝内可见一低回声结节，边界尚清。右侧胸壁包块、右腋下淋巴结及肝脏结节均未穿刺或手术。全身 PET/CT 肿瘤显像考虑以上病变均为转移性病变

第六节　新技术在乳房假体并发症诊断中的应用

　　弹性成像可以反映病变的硬度，可以为假体的并发症提供额外诊断信息。de Faria Castro Fleury 等的研究显示，乳腺 MRI 和弹性成像在鉴别硅胶肉芽肿和血清肿方面具有一定的相关性。弹性成像可作为 MRI 的补充方法，尤其是在有造影剂注射禁忌的患者中。他们的研究结果显示两者在常规超声上均表现为假体周围的低回声，但硅胶肉芽肿在弹性成像上表现质硬，而血清肿表现质软。Prantl 等的研究显示，包膜挛缩的 Baker 评分与超声弹性成像测量的客观评分具有高度相关性，说明超声弹性成像技术可用于评价假体周围包膜的硬度。我们的经验也显示，当发生包膜挛缩，包膜明显增厚时，弹性成像常显示增厚包膜较周围组织硬（图 3.49）。Stachs 等的研究发现，弹性成像在完整假体中表现出 BGR（blue-green-red）伪像，而在破裂假体中表现颜色杂乱，不再呈现 BGR 伪像，因此认为弹性成像可用于协助判断假体是否发生破裂。但我们的临床经验与他们的研究结果不太一致。我们的经验显示破裂假体在弹性成像中一般表现为颜色杂乱，不呈现 BGR 伪像，但完整的假体也不一定出现 BGR 伪像，所以我们认为能否利用弹性成像中的 BGR 伪像判断假体有无破裂需要进一步的研究论证（图 3.49、图 3.50）。

　　超声造影可以改善彩色多普勒超声对微小血管的显示，利用超声造影可以鉴别增厚包膜和包膜腔内血肿（见图 3.49）。

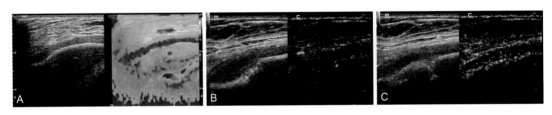

图 3.49　弹性成像和超声造影用于包膜挛缩患者。31 岁女性，假体植入 1 年

A. 右侧假体完整，弹性成像表现为颜色杂乱，而不是 BGR 伪像。弹性成像显示增厚包膜为蓝色，较周围组织硬。B、C. 注射声诺维 4 ml，可见造影剂从增厚包膜两侧进入，呈不均匀低增强

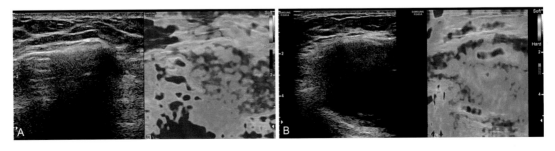

图 3.50　弹性成像用于假体破裂患者。44 岁女性，假体植入 20 年，无不适

A. 右侧假体破裂，弹性成像表现为颜色杂乱。B. 左侧假体完整，弹性成像也表现为颜色杂乱，而不是 BGR 伪像

第七节 假体植入加乳房注射隆乳的评估

自体脂肪隆乳术是一种将脂肪抽吸获得的自体脂肪注射到乳腺腺体后层以增大乳房的隆乳技术。自体脂肪已被证明是一种良好的填充材料,具有良好的组织相容性,很少发生排斥反应。自体脂肪注射的主要并发症是术后形成结节,主要是坏死的脂肪结节。Wang等的研究显示,76%的结节位于腺体后间隙,24%的结节位于乳腺腺体内。对于有自体脂肪注射隆乳史的患者,超声医师需要关注并描述结节所在层次。多数脂肪结节具有良性特征,如呈囊性,形态规则,边界清晰,形成蛋壳样钙化,无血流(图3.51)。部分患者既进行假体植入又进行自体脂肪注射,在判断其假体有无破裂及是否有乳腺肿瘤时,需要注意鉴别(图3.52)。

除了自体脂肪隆乳以外,目前临床检查的注射隆乳患者包括注射奥美定、玻尿酸或其他不明物。如果这些注射物注射得比较集中,周围可以形成纤维包膜包裹,类似于假体的包膜腔。如果比较分散,可以形成结节。超声表现可以为无回声、低回声,或者片状高回声后伴脏声影,呈"暴风雪征"(图3.53~图3.55)。部分假体植入的患者既往有乳房注射史,即使取出过注射物,仍可能有注射物残留。所以当这类患者出现以上异常回声,特

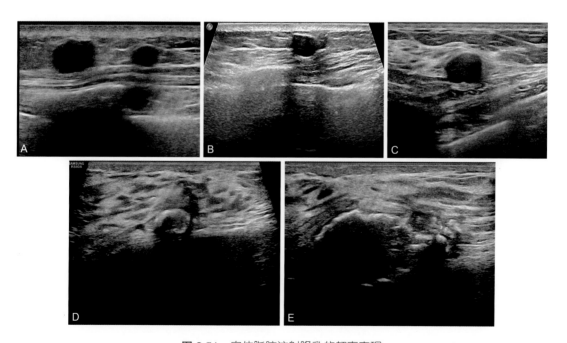

图3.51 自体脂肪注射隆乳的超声表现

A.脂肪层可见多发无回声结节,边界清。B.与图A同一患者,3年后,结节周围形成弧形强回声。C.乳腺后间隙可见一囊实混合回声结节。D、E.乳腺后间隙可见低回声结节伴弧形或斑块样强回声,结节切除病理结果为脂肪组织大片坏死伴钙化

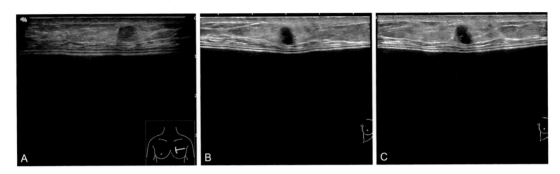

图 3.52　自体脂肪注射隆乳形成坏死性肉芽肿。42 岁女性，乳腺癌术后 2 年，假体植入及自体脂肪注射隆乳后 8 个月，发现左侧胸壁结节 2 个月

A ~ C. 左侧胸壁可见假体，假体完整，透声好。左侧胸壁可见多发低回声结节，边界欠清，未见明显血流信号。切除病理结果为脂肪坏死性肉芽肿

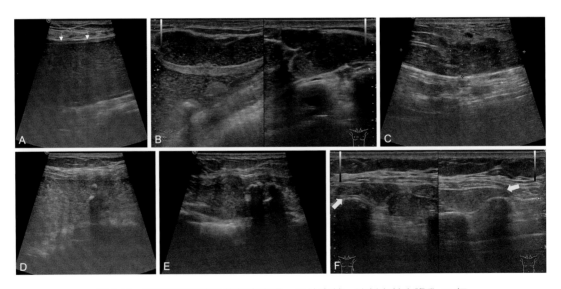

图 3.53　注射奥美定隆乳的超声表现。57 岁女性，注射奥美定隆乳 23 年

A. 注射物比较集中，周围形成低回声的纤维包膜包裹（白色箭头），注射物呈低回声，内可见细点状高回声，探头加压可见流动征象，类似脓液。B. 注射物向内侧胸骨旁延伸。C. 注射物向外侧腋窝方向延伸。D、E. 注射物内形成斑块样强回声。F. 注射物向上腹壁肌层深方延伸（黄色箭头）

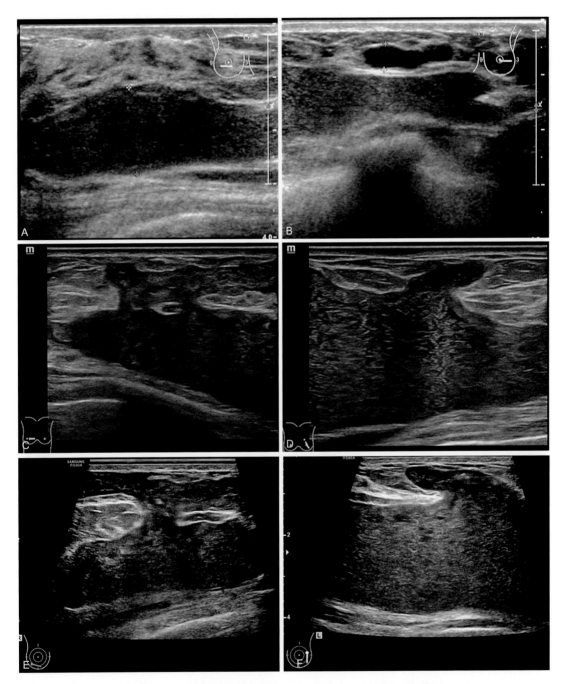

图 3.54　注射隆乳的超声表现。51 岁女性，2003 年注射隆乳

A、B. 2014 年 4 月复查超声显示，双乳腺体后间隙注射物比较集中，周围形成低回声的纤维包膜包裹，注射物呈低回声，内可见细点状高回声，探头加压可见流动。腺体内可见多发无回声结节，边界清，后方回声增强。C、D. 2021 年 5 月复查超声显示，双乳腺体后间隙可见低回声，内充满细点状高回声，探头加压可见流动，形态不规则，部分凸入皮下脂肪层。E、F. 2022 年 6 月复查超声显示，双乳腺体后间隙均可见低回声，周围囊壁不均匀增厚，可见病变突破乳腺后筋膜，向前蔓延至皮下脂肪层

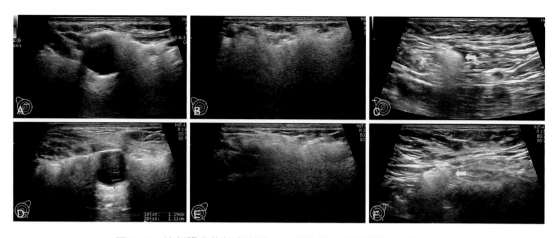

图 3.55　注射隆乳的超声表现。39 岁女性，注射隆乳 10 年左右
A、B、D、E. 双乳可见多发无回声结节，边界清，后方回声增强，未见明显血流信号。另双乳可见多发片状高回声后伴脏声影，呈"暴风雪征"。C、F. 双侧腋下淋巴结内可见高回声团（黄色箭头）

别是"暴风雪征"时，需要结合病史及有无其他假体包膜内破裂的征象进行鉴别诊断（图 3.56～图 3.58）。有时结节可能出现恶性征象，比如形态不规则，边缘不光整，内可见点状强回声等，必要时可以进行超声引导下穿刺活检除外恶性（图 3.58）。同样需要注意的是，注射隆乳患者与未隆乳患者一样也面临相同的乳腺良、恶性病变（图 3.59、图 3.60）。此外，注射隆乳也可能出现术后感染等并发症，需要注意结合患者的症状、体征等进行诊断（图 3.61～图 3.63）。

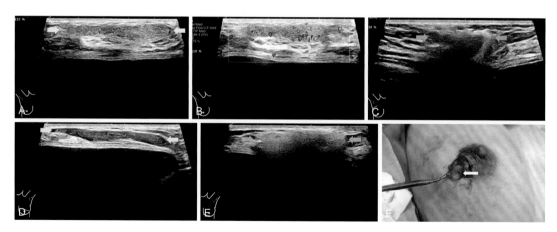

图 3.56　注射物隆乳酷似假体包膜外破裂。30 岁女性，乳房注射填充 7 年，注射物取出并假体植入 4 年
A～E. 双乳可见多发低回声区（黄色箭头），边界尚清，CDI：可见多发快闪伪像。双乳可见多发高回声区，边界欠清，呈"暴风雪征"（蓝色箭头）。双侧假体完整，透声好，考虑以上均为注射物肉芽肿。
F. 术中取出残余注射物（白色箭头）

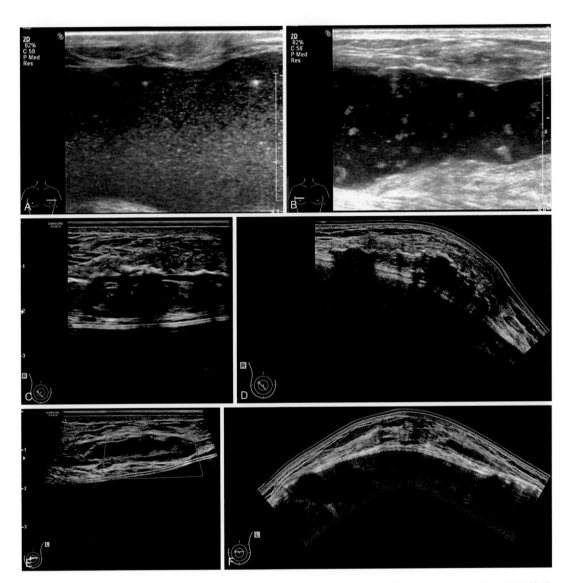

图 3.57　注射奥美定隆乳酷似假体包膜外破裂。58 岁女性，注射奥美定隆乳多年，注射物取出并假体植入 2 年

A、B. 注射物比较集中，周围形成低回声的纤维包膜包裹，注射物呈低回声，内可见细点状及斑片状高回声。C~F. 注射物取出并假体植入术后。双侧腺体深方可见假体，假体完整，透声好。右乳腺体回声不均匀，散在大片状强回声，彼此相连续，后方伴声影（图 C 和 D）。左乳层次清晰，腺体后间隙可见片状低回声区，内未见明显血流信号（图 E 和 F）。考虑图 C~F 中异常所见均为注射物肉芽肿

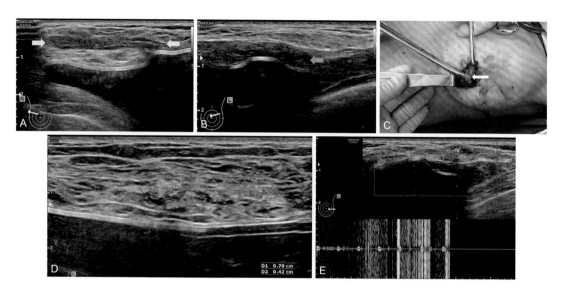

图 3.58   注射物隆乳酷似假体破裂及乳腺恶性肿瘤。57 岁女性，双乳注射奥美定隆乳 22 年，注射物取出并假体植入 20 年

A. 右乳内可见低回声区（黄色箭头）。B. 左侧假体与包膜间可见低回声区（蓝色箭头）。C. 术中证实双侧假体完整，无破裂。超声所见低回声区为既往注射物（白色箭头），左侧假体位于既往注射物形成的包膜腔内。D、E. 左乳可见低回声结节，呈不规则形，边缘不光整，模糊，内可见多发点状及斑块样强回声，后伴快闪伪像。微创旋切病理结果为注射物肉芽肿

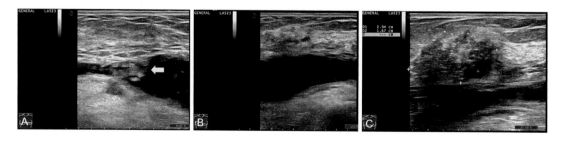

图 3.59   注射隆乳伴浸润性乳腺癌。53 岁女性，既往注射隆乳，发现右乳肿物 1 年

A、B. 双乳腺体后间隙可见无回声，左侧无回声区内可见乳头状等回声（黄色箭头），符合注射后改变。C. 右乳外上象限可见一低回声结节，呈不规则形，边缘不光整，可见成角，内可见多发点状强回声。手术病理结果为浸润性乳腺癌

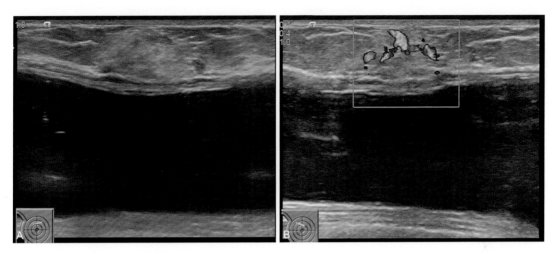

图 3.60　注射隆乳伴发导管原位癌伴微小浸润。56 岁女性，注射奥美定隆乳 12 年，右乳触及肿物

A、B.腺体深方可见无回声注射物，内透声不佳。右乳 12 点钟方向乳头旁可见低回声结节，呈不规则形，边缘不光整，可见毛刺，周边和内部可见较丰富血流信号。外科病理结果为导管原位癌伴微小浸润

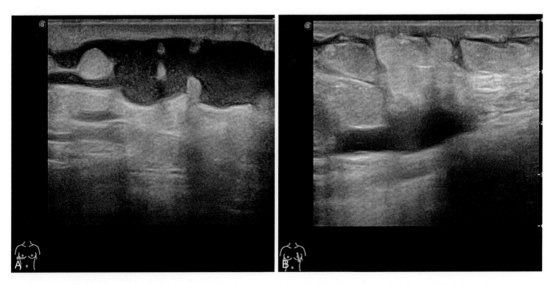

图 3.61　注射奥美定隆乳合并感染。49 岁女性，注射奥美定隆乳 10 年，取出注射物 2 年，间断发热伴双乳疼痛 10 天

A 和 B. 双侧皮下脂肪回声增强，乳腺内及腺体深方可见不规则无回声区，内透声差

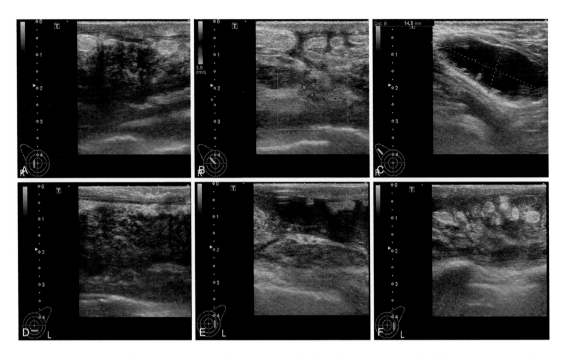

图 3.62　注射奥美定隆乳合并感染。44 岁女性，注射奥美定隆乳 14 年，合并感染 4 个月。4 个月前无明显诱因出现持续发热，双乳红肿、剧烈疼痛，行注射物取出、清创术。近几天再次发觉胸部有液体渗出就诊。查体显示右侧乳房内侧一皮肤缺损 2 cm×2 cm，挤压有血性液体渗出，有轻压痛。左乳压痛明显，有波动感。胸骨处有轻压痛，有波动感

A~F. 双乳皮下脂肪组织、腺体、肌层结构不清，回声杂乱，可见多发不均质低 - 无回声区，部分局限，部分无明确边界延至胸肌后方及腋下，部分内可见多发点状高回声，加压后可见流动，周边可见少量血流信号。清创术中按压乳房、侧胸壁及胸骨前区，可见大量脓性、血性分泌物及坏死组织排出

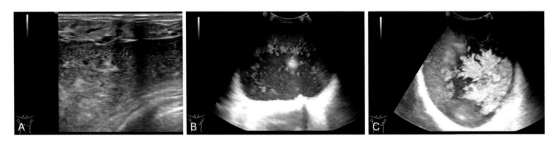

图 3.63　注射奥美定隆乳合并乳汁淤积及感染。32 岁女性，注射奥美定隆乳 10 年，哺乳及左乳房感染 6 个月。查体显示左侧乳房肿胀明显，局部有波动感，有轻压痛，皮温略高

A. 右乳腺体后间隙可见低回声，内可见细点状高回声。B. 左侧腺体显示不清，皮下可见混合回声包块，内可见多发细点状高回声及絮状高回声流动。清创术中显示左乳腺体萎缩，混合物位于腺体深方、胸大肌浅方，混合物为奥美定、乳汁、炎性渗出物等组成，呈橘红色，无明显异味，约 1500 ml

参考文献

[1]　Stavros AT. Breast ultrasound: Lippincott Williams & Wilkins, 2004.

[2]　Seiler SJ, Sharma PB, Hayes JC, et al. Multimodality imaging-based evaluation of single-lumen silicone breast implants for rupture. Radiographics, 2017, 37(2): 366-382.

[3]　Norena-Rengifo BD, Sanin-Ramirez MP, Adrada BE, et al. MRI for evaluation of complications of breast augmentation. Radiographics, 2022, 42(4): 929-946.

[4]　Lin DJ, Wong TT, Ciavarra GA, et al. Adventures and misadventures in plastic surgery and soft-tissue implants. Radiographics, 2017; 37(7): 2145-2163.

[5]　Wang H, Jiang Y, Meng H, et al. Sonographic identification of complications of cosmetic augmentation with autologous fat obtained by liposuction. Ann Plast Surg, 2010, 64(4): 385-389.

[6]　Errico V, Perroni G, Milana F, et al. Internal mammary lymph node siliconoma in absence of prosthesis rupture: a case series that raises concern for potential risk of overdiagnosis. Gland Surg, 2021, 10(7): 2123-2129.

[7]　Sharma B, Jurgensen-Rauch A, Pace E, et al. Breast implant-associated anaplastic large cell lymphoma: review and multiparametric imaging paradigms. Radiographics, 2020, 40(3): 609-628.

[8]　Longo B, Di Napoli A, Curigliano G, et al. Clinical recommendations for diagnosis and treatment according to current updated knowledge on BIA-ALCL. Breast, 2022, 66: 332-341.

[9]　Kim YH, Park DW, Song KY, et al. Use of high-resolution ultrasound in characterizing the surface topography of a breast implant. Medicina (Kaunas), 2023, 59(6): 1092.

[10]　Herrera-Mora G, Solis-Chaves P, Hernandez-Aviles G, et al. Ultrasonographic identification of shell surface types in commercially available silicone gel-filled breast implants. Plast Reconstr Surg, 2024, 153(4): 730e-740e.

[11]　Nam SE, Bang BS, Lee EK, et al. Use of high-resolution ultrasound in characterizing a breast implant and detecting a rupture of the device. Plast Reconstr Surg, 2023; 152(1): 39-43.

[12]　Giovannini E, Travascio L, Follacchio GA, et al. Medical imaging of inflammations and infections of breast implants. Diagnostics (Basel) , 2023, 13(10): 1807.

[13]　Kuehlmann B, Prantl L, Michael Jung E. Imaging of idle breast implants with ultrasound-strain elastography- A first experimental study to establish criteria for accurate imaging of idle implants via ultrasound-strain elastography. Clin Hemorheol Microcirc, 2016, 61(4): 645-656.

[14]　Prantl L, Englbrecht MA, Schoeneich M, et al.Semiquantitative measurements of capsular contracture with elastography–first results in correlation to Baker Score. Clin Hemorheol Microcirc, 2014, 58(4): 521-528.

[15]　Bengtson BP, Eaves FF. High-resolution ultrasound in the detection of silicone gel breast implant shell failure: background, in vitro studies, and early clinical results. Aesthet Surg J, 2012, 32(2): 157-174.

[16]　Stachs A, Dieterich M, Hartmann S, et al. Diagnosis of ruptured breast implants through high-resolution ultrasound combined with real-time elastography. Aesthet Surg J, 2015, 35(4): 410-418.

[17]　Rukanskiene D, Bytautaite G, Cesnauskaite A, , et al.The value of ultrasound in the evaluation of the integrity of silicone breast implants. Medicina (Kaunas), 2021; 57(5): 440.

[18]　Rochira D, Cavalcanti P, Ottaviani A, et al. Longitudinal ultrasound study of breast implant rupture over a six-year interval. Ann Plast Surg, 2016, 76(2): 150-154.

[19]　de Faria Castro Fleury E, Gianini AC, Ayres V, et al. Application of breast ultrasound elastography to differentiate intracapsular collection from silicone-induced granuloma of breast implant capsule complementarily to contrast-enhanced breast magnetic resonance imaging. Breast Cancer (Auckl), 2017, 11: 1178223417737994.

[20]　Sieber DA, Stark RY, Chase S, et al. Clinical evaluation of shaped gel breast implant rotation using high-resolution ultrasound. Aesthet Surg J, 2017, 37(3): 290-296.

[21]　Rosenberg K, McGillen P, Zanfagnin V, et al. Invasive squamous cell carcinoma of the breast associated with breast augmentation implant capsule. J Surg Oncol, 2023, 128(4): 495-501.

[22]　Yeow M, Ching AH, Guillon C, et al. Breast implant capsule-associated squamous cell carcinoma: A systematic review and individual patient data meta-analysis. J Plast Reconstr Aesthet Surg, 2023, 86: 24-32.

[23]　Niraula S, Katel A, Barua A, et al. A systematic review of breast implant-associated squamous cell carcinoma. Cancers (Basel), 2023, 15(18): 4516.

第四章

X 线及磁共振检查在乳房假体评估中的应用

第一节　概述

　　隆乳术是常见的美容手术之一，硅胶假体是乳房美容及乳腺癌术后乳房重建最常用的假体植入物。假体破裂是硅胶假体植入术后的常见并发症，一般来说，破裂的发生率随着假体植入的年限延长而增加。硅胶假体轻微破裂在临床上症状可不明显，常在影像学检查中偶然发现。正确评估假体完整性至关重要。外科移除游离在乳腺实质和淋巴管中的包膜外硅胶非常困难，因此早期诊断假体破裂非常重要。相反，误诊假体破裂则可能导致患者进行不必要的额外手术去除假体。

　　X 线、超声、MRI 均可用于评估乳房假体。由于硅胶假体的 X 线透过率低，因此 X 线难以识别假体包膜内破裂。既往有研究报道，X 线评价假体破裂的敏感性仅11%~69%，低于超声。但 X 线是乳腺病变筛查最常用的影像检查方法之一，且 X 线可以识别假体形态轮廓的改变和包膜外游离硅胶，因此乳腺 X 线检查可能是提供乳房假体异常的第一个线索。MRI 是评价假体完整性最敏感可靠的方法，不仅可以提供关于假体内部结构的详细信息，而且对于微小的包膜外硅胶也高度敏感。多项研究表明，MRI 诊断硅胶假体破裂的敏感性为 72%~94%，特异性为 85%~100%。美国 FDA 推荐采用非增强 MRI 定期筛查以发现亚临床假体破裂，从假体植入术后 5 年开始，每 2~3 年评估一次。在实践中，通常会根据具体情况选择适合的成像方法，以评估乳房假体的完整性和其他可能的并发症。

第二节　乳房假体相关术语

一、假体的填充物性质

　　目前市面上假体主要是采用硅胶或者盐水填充入硅胶外壳，前者称为硅胶假体，后者称为盐水假体。

　　硅胶假体是在硅橡胶外壳内预先装满硅胶，硅胶是一种黏稠的凝胶状物质。硅胶假体是目前最常用的假体，但也可能会产生假体破裂、包膜挛缩等并发症。

　　盐水假体是将硅橡胶外壳先植入相应位置后，向外壳内注入无菌生理盐水使假体膨胀。盐水假体优点包括带有阀门装置，体积可调节，手术简单安全。但盐水假体易于破裂使乳房变形，长期放置后盐水囊内可能出现真菌生长。目前国内基本不再使用盐水假体。

二、假体形状

根据乳房假体形状可以分为圆形以及解剖型。圆形乳房假体可以用生理盐水或硅胶填充，使乳房更丰满。解剖型假体，采用硅胶填充，是模仿人体自然的乳房形态所制作的，表现为乳房上极更扁平，下极更丰满。

三、假体的层次

将假体置于乳腺后间隙，称为乳腺下或乳腺后（subglandular or retroglandular），即假体位于乳房的大部分纤维腺体组织后而位于胸大肌之前。位于胸大肌后面的假体描述为胸大肌下或胸大肌后（subpectoral or retropectoral）。对于位于胸大肌深方的假体，通常胸大肌无法覆盖假体外下部。

四、假体弹性外壳

目前市面上硅胶假体和盐水假体的外壳主要都是硅胶制成的弹性膜。根据弹性外壳表面有无纹理，又可以分为光面假体和毛面假体。当假体位于乳腺后时，毛面假体相比于光面假体包膜挛缩的风险降低，但毛面假体被发现与乳房假体相关间变性大细胞淋巴瘤的发病有关。X线、MRI检查不能识别假体弹性外壳的表面纹理。

五、假体纤维包膜

假体植入体内会引起周围组织的炎症反应，导致纤维包膜形成。纤维包膜具有光滑的内表面，与假体弹性外壳的外表面紧密贴合，在两者之间形成潜在的空间。在假体植入数年后，纤维包膜常可出现钙化。

第三节　乳腺X线成像技术要求

乳腺X线摄影（mammography）检查在病情允许的情况下，应尽量避开经前期。最佳检查时间是月经来潮后7～10天。绝经期妇女检查时间不做特殊要求。常规投照体位包括头尾（craniocaudal, CC）位和内外斜（mediolateral oblique, MLO）位。

头尾位：确定局限性病变的内外空间位置。①摄影体位：受检者面对乳腺X线机，身体外转5°～10°，被检乳腺下缘置于检查台上。检查台高度调节至乳腺下缘转角处平面。乳腺放置在检查台中央后用压迫板压迫。②中心线：X线自头端投射向尾端，中心线在乳头的正后方（乳头与胸壁的垂直连线上）。③机架C臂角度：0°。④标准图像显示：内外侧乳腺组织均大部分显示（通常外侧乳腺组织可能有少部分不能包括在图像中）。胸壁肌前缘尽可能有少部分显示在乳后区域。乳头居中且位于乳腺前缘切线前方。双乳图像配对放置时，乳腺在图像中央，双侧内外剩余空间宽度应基本一致。

内外斜位： 大致确定局限性病变的上下空间位置，观察外上方的乳腺腋尾部、胸大肌、腋前淋巴结等。①摄影体位：受检者面对乳腺X线机，稍微外转，被检乳腺和同侧腋前皱襞（包括胸大肌外上部分）置于检查台上。检查台外上转角顶点正对受检者被检测腋窝尖，使检查台边缘贴近被检测腋中线，保持乳腺外缘及腋前皱襞（胸大肌外缘）与检查台边缘平行，压迫固定投照。②中心线：X线自内上向外下投射，中心线在乳头稍上平面。③机架C臂角度：30°~60°。原则上使同时旋转的检查台与受检者的胸大肌平行。为保证图像解剖位置评判的一致性，推荐内外斜位投照机架旋转角度为45°。④标准图像显示：乳腺被推向前上，乳腺实质充分展开，乳后脂肪间隙和绝大部分乳腺实质显示在图像中。乳头在乳腺前缘切线前方。胸大肌上宽下窄投影于图像内，胸大肌下端引出与胸大肌前缘垂直的直线，该线向前能与乳头重叠或在乳头下水平。乳腺下缘应包入图像内，图像后下部并能显示1~2cm下胸壁。双乳图像配对放置时，双侧乳腺上下高度应对称。

假体植入术后的乳腺X线摄影可采用Eklund技术摄影。Eklund技术又称为假体移位技术，是由J. W. Eklund于1988年提出的特殊乳腺X线摄影技术，其目的是避免假体与乳腺组织重叠遮掩病灶。在传统乳腺X线摄影中，假体可能遮挡部分乳腺组织，使这些区域难以评估，从而降低X线检查的有效性。Eklund技术通过将假体尽量向胸壁方向推挤，同时向外牵拉乳腺，使乳腺组织尽量充分显示于曝光野内，有利于显示假体周围乳腺组织内的病灶（图4.1~图4.3）。

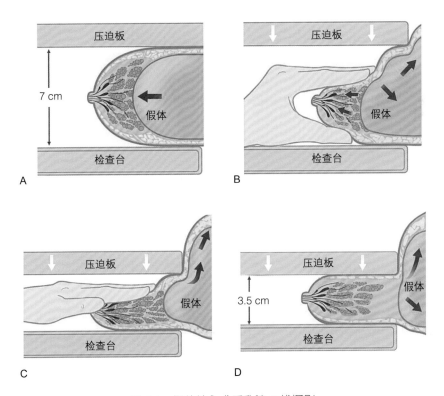

图4.1　假体植入术后乳腺X线摄影

A. 常规投照技术示意图。B~D. Eklund技术通过将假体尽量向胸壁方向推挤，同时向外牵拉乳腺，使乳腺组织尽量充分显示于曝光野内

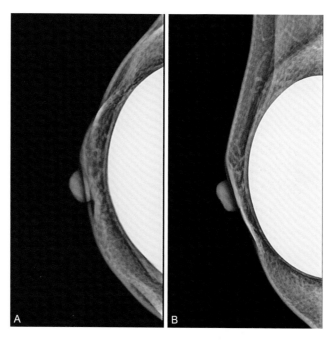

图 4.2　乳腺 X 线检查常规视图

A、B. 分别为右侧乳腺头尾位、内外斜位，假体表现为半球形高密度影，遮挡部分乳腺组织，使这些区域难以评估

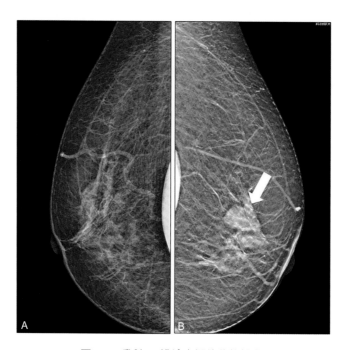

图 4.3　乳腺 X 线检查假体移位视图

A、B. 分别为右侧、左侧乳腺 X 线内外斜位图像，采用假体移位技术，使假体尽量向胸壁移位，乳腺组织尽量充分显示于曝光野内。B 图箭头所示为左乳上象限不规则肿物

第四节　乳房假体正常X线表现

一、假体的层次

乳腺X线检查评估假体位置通常在常规MLO图像上进行，当假体边缘与胸大肌下缘呈锐角，则为胸大肌下/胸大肌后假体；当假体边缘与胸大肌下缘呈钝角，则为乳腺下/乳腺后假体。胸大肌后假体在行X线检查时更容易发生移位，从而有利于对乳腺实质的评估（图4.4）。

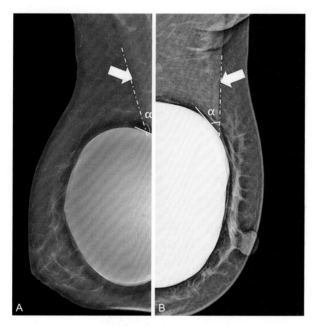

图4.4　假体层次

A.腺体后假体，右乳X线摄影内外斜位显示硅胶假体位于胸大肌前方，胸大肌边缘（白虚线）与假体轮廓切线（白实线）的夹角（α）呈钝角。B.胸大肌后假体，左乳X线摄影内外斜位显示硅胶假体位于胸大肌后方，胸大肌边缘（白虚线）与假体轮廓切线（白实线）的夹角（α）呈锐角

二、假体的腔及假体的填充物性质

在X线像上可以通过密度、有无褶皱及充注阀帮助判断假体的填充物性质。盐水假体的密度与水相近，在乳腺X线像上呈中等或稍高密度，假体外壳和褶皱在X线像上呈光滑线状高密度。盐水假体较硅胶假体更易出现褶皱，此外盐水假体包含充注阀，在X线像上表现为类圆形高密度影。硅胶假体的填充材料密度更高，不含充注阀，在乳腺X线像上表现为椭圆形或类圆形的均匀高密度影，假体内褶皱较少或不显示（图4.5）。

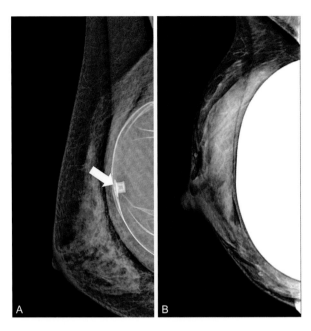

图 4.5　假体填充物性质

A. 右乳 X 线摄影内外斜位显示胸大肌后盐水假体，假体呈半球形等密度影，包膜和假体内褶皱呈光滑线状高密度影，假体前方可见充注阀（白箭头）。B. 右乳 X 线摄影内外斜位显示胸大肌后硅胶假体，假体呈半球形高密度影，轮廓光滑，因硅胶填充物较为致密，假体内褶皱未显示

三、假体包膜钙化

假体植入数周后，人体对异物产生炎症反应，在假体周围形成纤维包膜并包裹假体。随着假体植入的时间延长，正常的假体纤维包膜可以发生钙化。假体纤维包膜增厚钙化与包膜是否完整及有无包膜挛缩无关，与假体植入的年限有关。假体植入年限越长，包膜钙化的发生率越高。包膜钙化可以为局限性或弥漫性，斑点状或模糊不定形（图 4.6）。

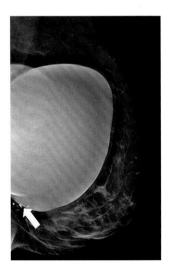

图 4.6　假体包膜钙化。左乳 X 线内外斜位像显示腺体后硅胶假体，假体边缘可见斑点状钙化

第五节　乳房假体异常X线表现

一、假体破裂

盐水假体破裂后，盐水很快被吸收，所以盐水假体破裂临床即可发现，一般不需要影像学检查进行诊断。盐水假体破裂X线表现为假体外壳明显塌陷，内见多发皱褶（图4.7）。

硅胶假体破裂分为包膜内破裂和包膜外破裂。当假体的弹性外壳破裂而纤维包膜保持完整，硅胶从弹性外壳漏出，仍位于纤维包膜内，即为包膜内破裂。正常的硅胶假体X线像上表现为椭圆形高密度影，边缘光滑，密度均匀，纤维包膜在X线像上一般不可显示。由于硅胶在X线像上表现为不透光的高密度影，导致X线难以对假体内部结构进行评估，因此乳腺X线诊断包膜内破裂的敏感性较低。文献报道，与既往X线检查对比，假体轮廓发生变化，如轮廓呈波纹状，或新出现的局限性突起，可能代表着弹性外壳的破损处或纤维包膜局部的薄弱区。虽然轮廓改变不是包膜内破裂的特异性征象，但识别这些轮廓异常，可提示临床假体破裂的可能性，有必要进行乳腺MRI检查进一步评估。

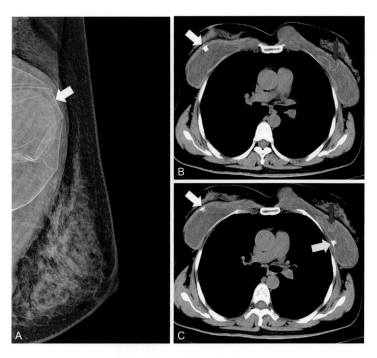

图4.7　盐水假体破裂、翻转

A. 左乳X线摄影内外斜位显示胸大肌后盐水假体（白箭头），假体外壳塌陷，假体内褶皱增多。B、C. 轴位胸部CT纵隔窗显示左侧盐水假体破裂（红箭头），形态不规则，盐水蔓延至胸部皮下，假体包膜皱缩，假体翻转，充注阀位于后方近胸壁侧（黄箭头），右侧乳房盐水假体充注阀位于前方（白箭头）

当假体的弹性外壳及纤维包膜均破裂，硅胶渗漏到纤维包膜外的乳腺组织中，即为包膜外破裂。乳腺 X 线检查对假体包膜内破裂不敏感，但可识别纤维包膜外游离硅胶。包膜外破裂导致硅胶漏出到假体外乳房中，在 X 线像上主要表现为假体周围高密度影。游离硅胶可刺激组织发生炎症反应，形成硅胶肉芽肿。硅胶肉芽肿在 X 线像上可表现为局灶不对称性高密度影，也可表现为椭圆形、不规则形高密度肿物，边界可清晰或模糊。由于游离硅胶很难被手术彻底去除，当包膜外破裂的乳房假体移除后，X 线像上残留的高密度硅胶肉芽肿常需要与乳腺恶性肿瘤鉴别。

游离硅胶可沿着胸大肌或皮下组织延伸，通常向腋窝迁移，也可向远处迁移，还可通过淋巴管吸收，聚集到淋巴结中。在 X 线像上含硅的淋巴结呈高密度。需要注意的是，发现游离硅胶和含硅淋巴结并不总是表明存在假体破裂，少数情况下还可见于硅胶渗出（gel bleed），即少量低分子硅胶通过完整的假体外壳渗出。

在乳腺癌筛查背景下，乳腺 X 线检查的主要目的仍然是乳腺癌的检测，而不是假体完整性的评估。乳腺 X 线检查是一种可靠、经济的检查方式，可以识别乳腺实质中游离硅胶，对包膜外破裂的诊断有一定价值。由于乳腺 X 线检查对包膜内破裂的敏感性有限，通常需要超声或 MRI 检查来进一步评估。

二、包膜挛缩

包膜挛缩是假体隆乳术后最常见的并发症，其发生原因尚不明确，机体对假体异物反应的个体差异，是术后乳房手感差别与包膜挛缩发生率的内在决定因素。此外，有研究认为包膜挛缩的发生可能与细菌的存在、血肿、创伤、假体渗漏等因素有一定关系。假体周围的纤维包膜增厚、收缩，导致假体变硬，严重者出现假体变形、乳房疼痛。包膜挛缩一般通过临床而非影像诊断。在 X 线上可能表现为假体活动性下降，Eklund 技术无法使假体后移，以及假体形状异常，前后径增加，假体呈球形、不规则形或"帐篷样"。

第六节　乳腺 MRI 技术要求

相较于 X 线、超声、CT 等检查技术，MRI 成像具有软组织分辨率高和多参数成像的优点，在乳房假体相关并发症的诊断中具有重要作用。乳腺 MRI 可以区分脂肪组织、腺体、肌肉以及假体等，是目前乳房假体并发症评估最敏感、最特异的影像学检查方法。

对于有乳房假体患者行 MRI 检查需要根据检查目的选择相应序列，若患者的主要目的为观察假体的情况，只需进行常规平扫即可；若为观察患者除假体以外的乳腺疾病，需要补充乳腺动态增强扫描。也有研究表明，乳腺动态增强扫描联合乳腺扩散加权成像也可用于评估假体有无破裂以及破裂类型等。盐水假体破裂通常是临床诊断，一般不需要行 MRI 或其他影像检查。

推荐采用高场强（1.5 T 或 3.0 T）MRI 扫描设备，以便获得较好的信噪比和脂肪抑制效果。采用多通道乳腺专用线圈，推荐采用相控阵线圈及并行采集技术，双乳同时成像，获得较好的时间分辨率和空间分辨率。受检者俯卧位，双侧乳房自然悬垂，双侧乳头位于线圈中心并在同一水平线上。摆位时，受检者两臂上举支撑于软垫上，力求体位舒适，保证全部乳腺组织位于线圈内，皮肤与乳腺无褶皱，双侧乳腺对称，乳头与地面垂直，胸骨中线位于线圈中线上。一般行横断面、矢状面、冠状面定位扫描，至少包括两个体位（尤其是横断面与矢状面相结合）。先行三平面定位像扫描，利用获得的横断面、矢状面、冠状面三平面定位像进行单侧或双侧乳腺矢状面、横断面或冠状面成像。

乳房假体 MRI 扫描推荐序列包括 3D-T1WI 非脂肪抑制加权序列、T2WI 快速自旋回波序列和 T2 短时反转恢复（short-tau inversion recovery, STIR）序列。有条件时推荐加做扩散加权成像（diffusion weighted imaging, DWI）。鉴别包膜内破裂和复杂径向褶皱需要多平面观察，一般采用轴位与矢状位相结合。在临床扫描中还可采用脂肪抑制、水抑制、硅抑制序列来对乳腺硅胶假体进行评估，或采用水、硅选择性激发序列来帮助鉴别诊断。硅选择性序列（亮硅序列）是一种选择性抑制水和脂肪的短时反转恢复序列，硅胶表现为高信号，水和脂肪均为低信号。硅抑制序列（暗硅序列）则是选择性抑制硅胶信号，突出乳腺其他组织，硅胶表现为低信号。STIR 序列是乳房假体磁共振成像最关键序列。临床上，我们需要行常规 STIR 压脂成像，用于乳腺及假体大体观察；此外还需要依次行 STIR 亮硅胶成像和 STIR 暗硅胶成像，前者主要用于观察假体位置，评估假体形态，判断有无破裂等，后者主要用于评估假体包膜情况，以及评估除假体外的乳腺病变。推荐扫描层厚 1～4 mm，像素不低于 1 mm×1 mm，视野根据乳房大小调整。当临床怀疑感染或合并肿瘤时，需行动态增强扫描。

第七节　乳房假体正常 MRI 表现

了解正常乳房假体的 MRI 表现对于鉴别假体破裂、假体周围异常积液、包膜挛缩等假体相关并发症至关重要。

一、假体的层次与填充物性质

假体的位置通常在矢状位 MRI 图像进行评估。假体植入后可形成纤维包膜包裹假体，MRI 上表现为线样低信号。我们将纤维包膜称为外包膜，假体弹性外壳称为内包膜，正常情况下，内外包膜均较薄，呈现为平滑的弧形或波纹状，局部可有皱褶。正常假体双侧对称，无移位，边缘光整，内部信号均匀。

不同性质的假体填充物信号不同。盐水假体在所有序列上均表现为液体信号，即在 T1WI 上为低信号，T2WI 上为高信号。硅胶假体在硅选择性成像序列上为高信号，由于填充物的黏度不同，在 T1WI、T2WI 上的信号强度可变。双腔假体和反向双腔假体可以通过硅胶和水选择性序列进行区分。盐水假体、扩张器和某些双腔假体都有充注阀。充注阀有不同类型和位置，在 MRI 上常表现为腔内的矩形低信号（图 4.8 ～ 图 4.10）。

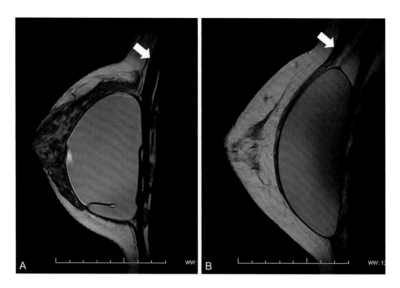

图 4.8　假体的层次

A. 腺体后假体，矢状位 T2WI 显示硅胶假体表现为半球形高信号，位于腺体后方，胸大肌（白箭头）前方。
B. 胸大肌后假体，矢状位 T2WI 显示硅胶假体表现为半球形高信号，位于胸大肌（白箭头）后方

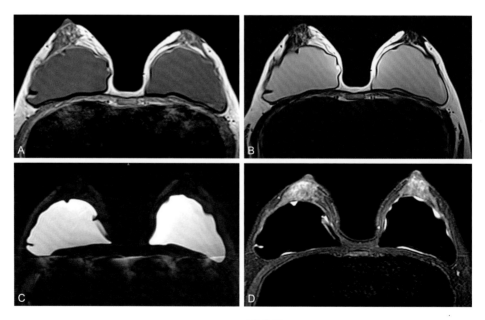

图 4.9　硅胶假体

假体在T1WI（A）为稍低信号，T2WI（B）为高信号。轴位 STIR 亮硅序列（C），假体为显著高信号，腺体、液体及皮下脂肪均为低信号。轴位 STIR 暗硅序列（D），假体为显著低信号，假体周围少量正常积液为高信号，腺体组织为稍高信号

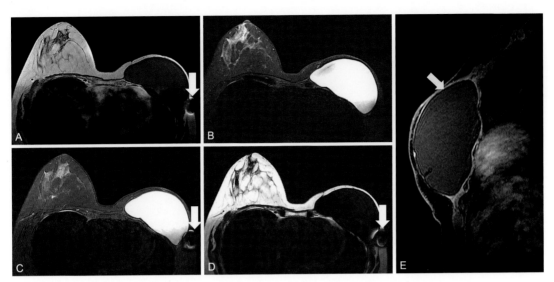

图4.10 左乳单腔乳腺扩张器植入术后。34岁女性，左侧乳腺癌术后扩张器植入
扩张器内填充生理盐水，在T1WI为低信号（A），STIR序列为高信号（B），T2WI Dixon水像为高信号
（C），T2WI Dixon脂像呈显著低信号（D），在扩张器边缘可见充注阀伪影（白箭头）。矢状位T1WI脂
肪抑制增强序列（E）可见假体周围强化的纤维包膜（黄箭头）

二、径向褶皱

径向褶皱是指假体纤维包膜完整，假体外壳内陷并与纤维包膜分离，在假体内形成垂直于包膜的薄褶皱。它是由假体外壳的正常折叠所致，几乎可见于任何假体内。在MRI上，径向褶皱常表现为与假体表面相连且垂直于假体表面的线状低信号（图4.11），不应与包膜内破裂时假体外壳萎陷、漂浮在硅胶内的弧线状低信号表现相混淆。根据褶皱的形状，可以分为简单褶皱和复杂褶皱。简单褶皱短而直，复杂褶皱多较长且呈曲线状或分支状，有时难以与假体破裂鉴别。鉴别的关键在于在多平面MRI上观察褶皱的方向、形态及与假体外壳的关系。径向褶皱垂直于假体外壳，且可追溯至完整的外壳，包膜内破裂则表现为假体内部类似意大利面的线状或波纹形结构，方向可不与外壳垂直。需要注意单一图像通常无法鉴别径向褶皱与假体包膜内破裂。

三、假体周围积液

正常假体周围可有少量积液，可能与假体术后的正常炎症反应有关，多见于毛面假体，不应被误认为假体破裂。在盐水假体周围有时也可观察到少量积液，可能与盐水迁移有关（图4.12）。

四、假体包膜增厚、钙化

假体包膜增厚、钙化可以是未破裂假体的正常表现，也可能与包膜挛缩有关。增强扫描时纤维包膜可出现强化（图4.13）。

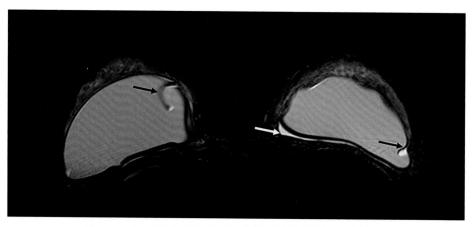

图 4.11　径向褶皱（黑箭头）与假体周围少量积液（白箭头）

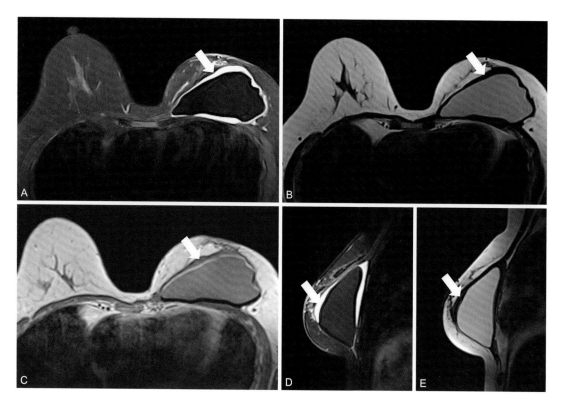

图 4.12　左乳硅胶假体植入术后，假体周围少量积液

A. 轴位 T2WI Dixon 水像，硅胶假体为极低信号，假体周围少量积液呈高信号（白箭头）。B. 轴位 T2WI Dixon 脂像，假体为稍高信号，假体周围积液为低信号（白箭头）。C. 轴位 T1WI 假体呈等信号，假体周围积液呈低信号。D. 矢状位 T2WI Dixon 水像，假体为极低信号，假体周围积液为高信号。E. 矢状位 T2WI Dixon 脂像，假体为高信号，假体周围积液为低信号

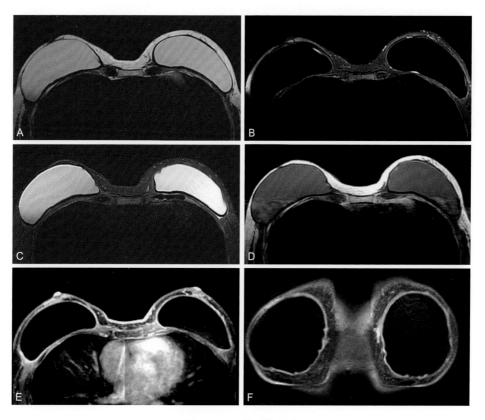

图 4.13　正常硅胶假体

A. 轴位 T2WI Dixon 脂像硅胶假体为高信号。B. 轴位 T2WI Dixon 水像硅胶假体为极低信号。C. 轴位 STIR 序列，假体为高信号。D. 轴位 T1WI 假体呈等信号。E、F. 分别为轴位、冠状位 T1WI 脂肪抑制增强扫描序列，假体为极低信号，周围纤维包膜强化

第八节　乳房假体异常 MRI 表现

　　乳房假体的正常寿命约为 10 年，假体并发症可分为乳房及邻近组织的局部并发症和与自身免疫或神经系统症状相关系统性并发症。大多数假体不良事件为局部并发症。根据发生时间，局部并发症可分为早期并发症和晚期并发症。早期并发症包括感染、假体周围异常积液（如血清肿、血肿）等，晚期并发症包括包膜挛缩、假体破裂、硅胶渗出、假体相关间变性大细胞淋巴瘤（BIA-ALCL）等。

一、假体周围异常积液

　　假体周围异常积液可发生在假体植入术后早期至术后 1 年内，发生率高，可见于约48% 的乳房假体患者。

血清肿是术后早期最常见的并发症，多数在术后 4~5 周被重吸收。发生在假体术后 1 年或 1 年以上的血清肿称为晚期血清肿，其发生率较低，文献报道仅为 1.4% 或 1.9%。晚期血清肿可能继发于创伤、血肿、感染、假体破裂、肿瘤或 BIA-ALCL。大多数晚期血清肿与毛面假体有关。血清肿在 MRI 各个序列图像上均表现为液体样信号，即 T1WI 低信号，T2WI 高信号，部分可合并纤细低信号分隔。

血肿的发生率低于 5%，通常发生在假体术后早期。早期血肿多数与止血失败有关，危险因素包括服用维生素 E、雌激素、阿司匹林、布洛芬，高血压病，凝血功能障碍等。晚期血肿指假体植入术后半年以上发生的血肿，是假体术后的罕见并发症，其发生机制尚不明确，有研究者认为可能与创伤、凝血功能障碍、糖皮质激素应用、包膜微破裂等有关。血肿在 MRI 上的信号多样，可随时间变化。急性期、亚急性期血肿在 T1WI 上表现为等或高信号。急性期血肿增强扫描无明显强化，慢性期血肿周围继发炎症反应，增强扫描可出现边缘强化（图 4.14、图 4.15）。

感染是假体植入术后早期的严重并发症，发生率为 1%~7%，其中乳房重建患者比因美容原因接受隆乳的患者更易发生感染。急性感染的典型临床表现为乳房红肿、发热、疼痛及分泌物，MRI 表现是复杂液体积聚、皮肤增厚、水肿以及包膜强化（图 4.16）。

二、包膜挛缩

假体植入后，机体的异物反应使得在假体周围形成一层薄的纤维包膜，这层纤维包膜是假体和机体间的有效屏障。当纤维包膜显著增厚并收缩时则可能导致包膜挛缩。包膜挛缩是假体隆乳术后最常见的并发症，可发生在假体植入术后任何时间，最常见于术后数月。文献报道，硅胶假体的包膜挛缩发生率高于盐水假体，且第 1 代和第 4 代硅胶假体的发生率高于其他硅胶假体，光面假体的发生率高于毛面假体。此外，放疗也会增加包膜挛缩的风险。

包膜挛缩可引起假体僵硬、变形、乳房疼痛，主要依靠临床诊断，MRI 可能出现以下改变：假体纤维包膜不均匀增厚，假体形态变为球形（即前后径增加），假体内径向褶皱数目增加（图 4.17）。需要注意的是，包膜强化也可见于无症状患者，不应被认为是异常表现。

三、假体破裂

大多数乳房假体破裂发生在植入术后 10~15 年，是假体术后第二常见并发症。盐水假体和双腔假体破裂时，盐水会被组织迅速吸收，假体外壳明显塌陷，会出现乳房疼痛、体积缩小，因此盐水假体破裂临床即可诊断，不需要 MRI 检查。硅胶假体破裂的早期诊断非常重要，部分病例可表现为乳房外形改变、局部包块、皮肤红肿变硬、乳房疼痛，但部分早期轻微破裂的病例无明显临床体征，导致临床诊断困难。MRI 是评估假体破裂的最佳检查方法，诊断破裂的敏感性和特异性高，还可以确定硅胶渗漏的范围。

硅胶假体破裂可由外伤引起，也可自发破裂，分为包膜内破裂和包膜外破裂。包膜内破裂约占假体破裂的 78%，是指假体弹性外壳破裂，但纤维包膜完整，游离硅胶聚集在纤维囊内。包膜外破裂约占假体破裂的 22%，指假体外壳及纤维包膜均破裂，游离硅胶进入周围乳腺实质。

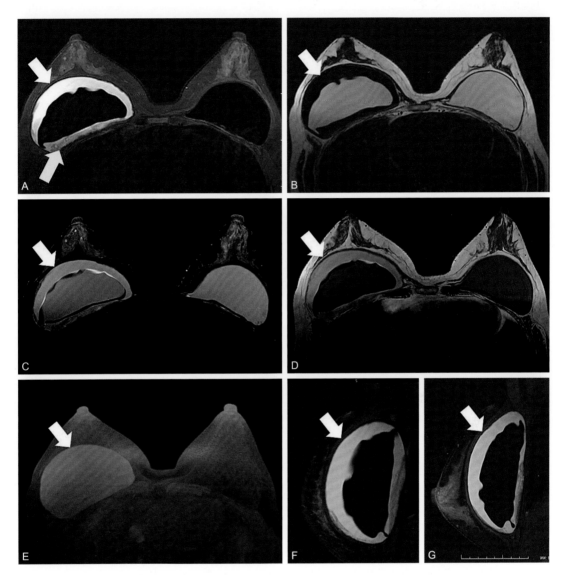

图 4.14　假体周围血肿。患者硅胶假体隆乳术后 20 年，右乳无明显诱因突发肿胀 2 个月

A. 轴位 T2WI Dixon 水像，硅胶假体呈极低信号，假体周围异常积液以高信号为主（白箭头），假体深方部分积液呈稍低信号（黄箭头）。B. 轴位 T2WI Dixon 脂像，假体呈高信号，双侧假体包膜完整，右假体周围见低信号影环绕（白箭头）。C. 轴位 STIR 序列，右侧假体及假体周围积液（白箭头）均为高信号。D. 轴位 T1WI，假体呈低信号，右侧假体周围积液呈高信号（白箭头）。E. 轴位 3D T1WI 脂肪抑制 MIP 图像，右侧胸壁见半球形高信号影（白箭头）。F、G. 右乳矢状位 T2WI Dixon 序列水像显示假体呈极低信号，假体周围积液以高信号为主（白箭头）。假体取出术中证实双侧假体包膜完整，右侧假体周围血肿

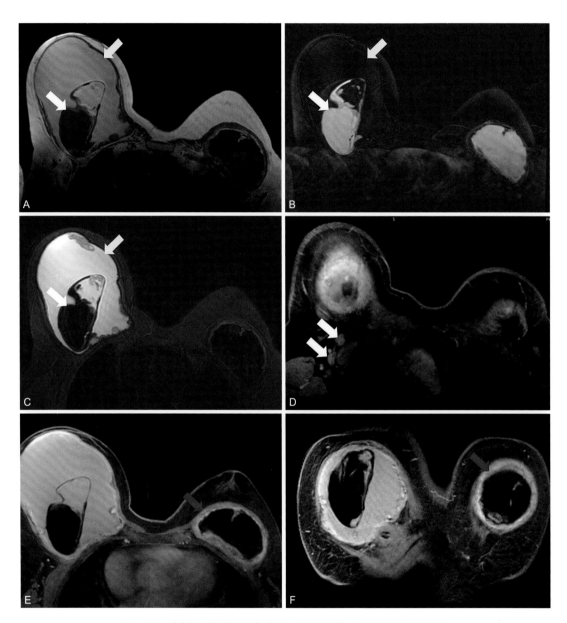

图 4.15　右侧乳房硅胶假体破裂、周围血肿，左侧假体包膜增厚

A. 轴位 T1WI 显示右侧乳房假体（白箭头）形态不规则，信号高低混杂，假体周围大量短 T1 信号积液（黄箭头）。B. 轴位 T2WI Dixon 脂像，右侧乳房假体（白箭头）呈高低混杂信号，假体周围积液（黄箭头）呈低信号；左侧乳房假体呈高信号。C. 轴位 T2WI Dixon 水像，右侧假体（白箭头）信号混杂，假体周围液体（黄箭头）呈高信号，左侧假体呈极低信号。D. 轴位 T1WI 脂肪抑制增强序列，右腋窝多发增大淋巴结（白箭头）。E、F. 轴位及冠状位 T1WI 脂肪抑制增强序列，左侧假体包膜增厚、强化（红箭头）

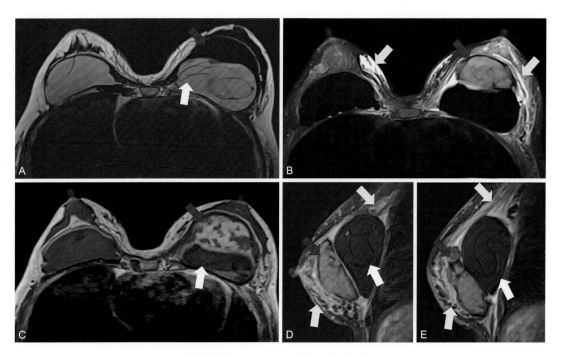

图 4.16 双侧硅胶假体隆乳术后 10 余年，左乳房假体周围血肿、感染

A. 轴位 T2WI Dixon 序列脂像，双侧假体呈高信号，左侧假体内见"意大利面征"（白箭头），假体前方可见团片状低信号（红箭头）。B. 轴位 T2WI Dixon 序列水像，双侧假体呈低信号，左侧假体前方可见团片状稍低信号（红箭头），周围软组织水肿（黄箭头）。C. 轴位 T1WI，双侧假体呈低信号，左侧假体内可见"意大利面征"（白箭头），假体前方可见团片状高低混杂信号（红箭头）。D、E. 左乳矢状位 T2WI Dixon 序列水像，假体内见"意大利面征"（白箭头），假体前方可见团片状稍低信号（红箭头），周围软组织水肿（黄箭头）

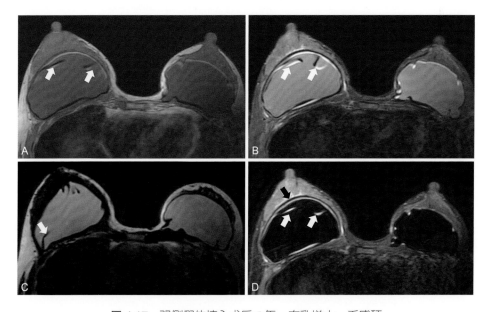

图 4.17 双侧假体植入术后 5 年，右乳增大，手感硬

A～D. 分别为轴位 T1WI、STIR、T2WI Dixon 脂像及水像，可见右侧假体前后径增大，假体内径向褶皱（白箭头）增多，假体包膜增厚（黑箭头）

（一）包膜内破裂

乳房假体包膜内破裂是硅橡胶外壳老化的过程，是一个必然的演变进程，根据其严重程度可分为未塌陷破裂、局部塌陷破裂和大范围破裂。

未塌陷破裂是硅胶通过弹性外壳（内包膜）的微小裂口漏出到褶皱中，裂口位于褶皱内，其余弹性外壳及纤维包膜绝大部分相贴。未塌陷破裂的 MRI 主要征象是"锁孔征"（keyhole sign），也被称为"套索征""泪滴征""倒开环征"等。这是假体破裂的早期表现，仅包含在一个径向褶皱内。

局部塌陷包膜内破裂是指硅胶通过裂口不断溢出、累积，弹性外壳褶皱被撑开，弹性外壳及纤维包膜开始分离。局部塌陷破裂的主要征象为"包膜下线征"（subcapsular line sign），表现为包绕硅胶的弹性外壳内移，形成一条与纤维包膜平行的低信号线。

大范围塌陷包膜内破裂是指随着硅胶进一步渗漏至弹性外壳与纤维包膜之间，导致假体外壳大部分塌陷，弹性外壳和纤维包膜大部分或全部分离，弹性外壳漂浮于硅胶中。典型的 MRI 征象为"意大利面征"（linguine sign），即多发迂曲线状低信号漂浮在高信号硅胶内或被推挤至假体一侧。"意大利面征"是包膜内破裂的晚期阶段，也是 MRI 诊断假体包膜内破裂的最可靠征象。

假体破裂的 MRI 征象可以分为可能破裂征象和明确破裂征象。可能破裂征象包括：①轮廓畸形，包括轮廓隆起，薄硅胶边缘延伸到胸壁，称为"鼠尾征"。②轮廓模糊、不规则，可伴有纤维包膜钙化。③"色拉油征"或"液滴征"，表现为点片状亮硅序列低信号，抑硅序列高信号影。病理为硅胶混合水或血清。④"锁孔征"，硅胶渗入径向褶皱尖部，与纤维包膜不接触。⑤"泪滴征"，硅胶从小撕裂处渗入弹性外壳褶皱，褶皱内含有硅胶滴。需要注意，上述征象对于包膜内破裂的诊断并不特异，若未合并其他征象，单纯的上述征象并不一定意味着假体破裂。明确破裂征象包括：①"包膜下线征"；②游离硅胶或硅胶肉芽肿；③"意大利面征"。

MRI 中有可能出现一些伪影，这些伪影容易被误认为是向内移位的弹性外壳，从而被误诊为包膜内破裂。MR 扫描时，由于心脏搏动或患者运动产生的伪影，有可能导致假体内沿着相位编码方向出现螺旋形线状低信号伪影。由于假体内硅胶与包膜的信号强度对比度较大，在二者界面附近有可能出现吉布斯（Gibbs）伪影，也称为截断伪影、环状伪影，表现为一条或多条平行于假体包膜的弧线状低信号影。放射科医师应熟悉这些伪影，并注意与"包膜下线征"鉴别。

正常的径向褶皱中也会出现轻度包膜、外壳分离，简单径向褶皱垂直于假体包膜，并与完整的包膜相连，不难与包膜内破裂鉴别，但是一些复杂径向褶皱可较长，走行弯曲或呈放射状，一部分可能平行于假体外壳，从而难以与包膜内破裂时内陷的弹性外壳鉴别。径向褶皱由正常的弹性外壳内陷形成，包含两层弹性外壳，因此一般较包膜下线征更宽。复杂褶皱需要在多个方位、多个层面全面观察其形态及与弹性外壳的连续性，单一层面或方位的图像通常难以区分复杂褶皱与包膜下线征。

假体周围积液有时候也可能被误认为包膜内破裂。T2WI 和亮硅序列有助于鉴别假体周围少量积液和包膜内破裂。积液在 T2WI 呈高信号，在亮硅序列呈低信号；硅胶在 T2WI 和亮硅序列均为高信号（图 4.18 ~ 图 4.25）。

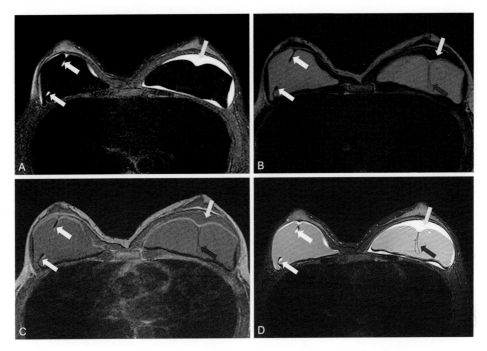

图 4.18　双侧乳房硅胶假体植入术后。左侧硅胶假体包膜内破裂，合并假体周围血清肿。左侧乳房假体内见"锁孔征"（红箭头），即硅胶通过包膜微小裂口漏出到褶皱中，在 T2WI Dixon 序列水像（A）为极低信号，STIR 序列（B）为稍高信号，T1WI（C）为等信号，T2WI Dixon 序列脂像（D）为高信号，与假体内硅胶信号一致。假体周围可见长 T1、长 T2 液体信号（黄箭头）。右侧假体内见多个径向褶皱（白箭头），褶皱内可见少量积液，即在轴位 T2WI Dixon 序列水像（A）、STIR 序列（B）为高信号，在 T1WI（C）和 T2WI Dixon 序列脂像（D）上为低信号

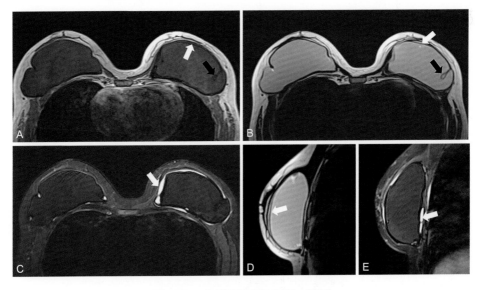

图 4.19　左侧硅胶假体包膜内破裂

A、B. 分别为轴位 T1WI 和 T2WI Dixon 序列脂像，可见"锁孔征"（黑箭头）和"包膜下线征"（白箭头）。C. 轴位 T2WI Dixon 序列水像，可见左侧假体周围少量积液（白箭头）。D. 左乳矢状位 T2WI Dixon 序列脂像，可见假体内"包膜下线征"（白箭头）。E. 左乳矢状位 T2WI Dixon 序列水像，可见假体周围少量积液（白箭头）

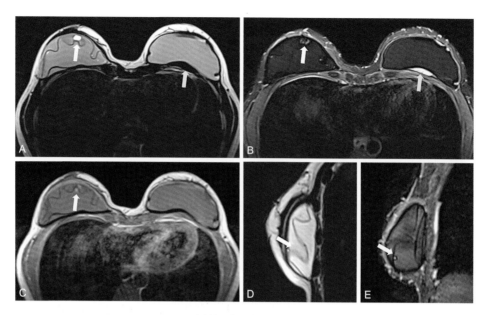

图 4.20　右侧乳房硅胶假体包膜内破裂

A. 轴位 T2WI Dixon 序列脂像。B. 轴位 T2WI Dixon 序列水像。C. 轴位 T1WI。D. 右乳矢状位 T2WI Dixon 序列脂像。E. 右乳矢状位 T2WI Dixon 序列水像。右侧乳房假体内可见"意大利面征"和"色拉油征"（白箭头）。左侧假体后方可见少量积液（黄箭头）

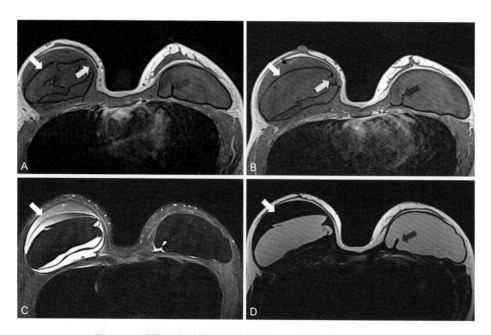

图 4.21　双侧乳房硅胶假体植入术后，右侧假体包膜内破裂

A、B. 为轴位 T1WI，可见右侧乳房假体内"意大利面征"（白箭头）及弹性外壳破口（黄箭头），左侧假体内可见正常的径向褶皱（红箭头）。C、D. 分别为轴位 T2WI Dixon 序列水像和脂像，可见右侧硅胶假体周围液体信号（白箭头）及左侧硅胶假体内径向褶皱（红箭头）

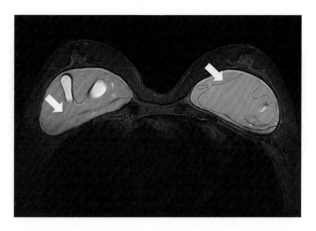

图 4.22　双侧硅胶假体包膜内破裂。轴位 STIR 序列双侧假体内可见"意大利面征"（白箭头）

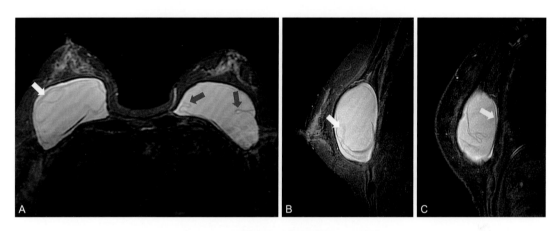

图 4.23　双侧乳房硅胶假体包膜内破裂

A. 轴位 STIR 序列。B、C. 分别为右乳和左乳矢状位 STIR 序列，可见右乳假体内卷曲线状低信号，呈"意大利面征"（白箭头），左乳假体内可见"锁孔征"（红箭头）及"包膜下线征"（黄箭头）

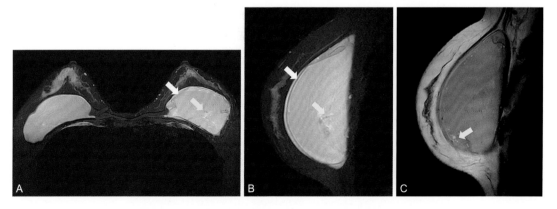

图 4.24　双侧硅胶假体植入术后，左侧假体包膜内破裂

A. 轴位 STIR 序列。B. 左乳矢状位 STIR 序列。C. 左乳矢状位 T2WI SPAIR 序列。右侧假体内缘轮廓畸形，呈"鼠尾状"向内延伸（红箭头），但未合并其他包膜破裂征象。左侧假体内可见"包膜下线征"（白箭头）及"色拉油征"（黄箭头）

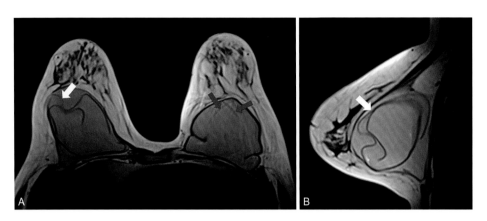

图 4.25 右侧假体包膜内破裂

A、B.分别为轴位和右乳矢状位 T2WI Dixon 序列脂像。右侧乳房假体内可见"意大利面"征（白箭头），提示包膜内破裂；左侧乳房假体内可见多条弧线状低信号伪影（红箭头），不应将其误认为包膜内破裂征象

（二）包膜外破裂

硅胶假体包膜外破裂的可靠征象是存在包膜内破裂和乳腺实质或腋窝淋巴结中存在游离硅胶（图 4.26）。包膜外破裂可合并任何程度的包膜内破裂，从未塌陷包膜内破裂到完全塌陷的破裂。因此，当发现包膜内破裂时，均需要评估有无游离硅胶。渗漏到纤维包膜外的硅胶浸润假体周围乳腺实质，可形成硅胶肉芽肿。游离硅胶在乳腺 X 线上表现为假体之外乳腺实质内、邻近胸壁结构内或腋窝内结节状高密度影。硅胶肉芽肿在超声上的典型表现为"暴风雪征"。MRI 可评估硅胶迁移的位置和范围，为手术清除游离硅胶提供重要信息。组织中的游离硅胶在 T1WI 脂肪抑制序列上呈等或低信号，在 T2WI 水抑制序列上呈高信号，与假体内硅胶信号一致。MRI 亮硅序列识别游离硅胶的敏感性和准确率很高，亮硅序列抑制了脂肪和水的信号，即使是软组织中的少量硅胶也可以被检测到。然而，硅胶肉芽肿的信号可能与肉芽肿形成的年限有关。随着时间延长，由于炎症反应和组织生长，亮硅序列上硅胶肉芽肿的信号可不均匀减低。此外，硅胶肉芽肿在 MRI 增强扫描上可表现为强化的结节或肿块，难以与乳腺癌进行鉴别，必要时需行组织活检除外恶性肿瘤。

包膜外破裂时，假体外游离硅胶可迁移至腋窝淋巴结，还可向远处迁移，如臂丛、上肢、纵隔、前腹壁和腹股沟等。硅胶也可能通过淋巴管聚集到区域淋巴结中，并引起淋巴结肿大。含硅胶淋巴结的信号多不均匀。

发现游离硅胶聚集和含硅淋巴结可能是由于硅胶渗出导致，并不总是表明存在假体破裂。硅胶渗出是少量小分子硅胶通过完整的假体外壳渗出。这种现象与硅胶弹性外壳和腔内硅胶之间的化学亲和力有关。正常情况下，显微量硅胶渗出不能通过 MRI 或其他影像检查观察到。当硅胶渗出范围广泛，渗出的硅胶聚集在纤维包膜下，可出现"泪滴征"或"包膜下线征"，酷似包膜内破裂；渗出至纤维包膜外的游离硅胶，也可聚集到淋巴结中，酷似包膜外破裂。前三代硅胶假体外壳及填充物缺陷，使硅胶易于通过弹性外壳微孔渗漏，渗漏的硅胶不仅可位于外囊下，也可在乳腺实质内游走，还可迁移至肺实质、胸壁肌肉或腋窝淋巴结，甚至腹股沟、上下肢等远处部位。而第四、第五代硅胶假体加入防漏屏障和采用高黏度硅胶，硅胶渗出几乎未再被发现。

Maijers 等开发了一种硅胶假体报告和数据系统（Silicone Implants Reporting and Data System，SI-RADS）（表 4.1），该系统使用 0 ~ 4 分来定义包膜内破裂或包膜外破裂，并提供相应的治疗建议。0 分需要额外的影像学检查或需要寻求其他放射科医师的意见。1 分、2 分不需要任何临床治疗。3 分、4 分需要转诊给整形外科医师。

表 4.1　硅胶假体报告和数据系统（Silicone Implant Reporting and Data System, SI-RADS）

评价类别	描述	临床处理
假体完整性		
0	评估不完全[a]	其他影像学检查或放射医师意见[a]
1	完整	无
2	可能完整	无
3	可能破裂	转诊
4	破裂	转诊
包膜外硅胶渗漏		
0	评估不完全[a]	其他影像学检查或放射医师意见[a]
1	无包膜外渗漏	无
2	可能无包膜外渗漏	无
3	可能有包膜外渗漏	转诊
4	包膜外渗漏	转诊

[a]. MRI 检查结果不明确，则需要其他的影像学检查或其他放射科医师的诊断意见。

四、假体变形、移位、翻转

假体包膜轮廓不规则，局部出现深度 1 cm 以上的凸起称为包膜疝（capsular herniation）。包膜疝可能是正常完整假体的纤维包膜形状变化，也可能与假体破裂有关。X 线可以观察假体轮廓的改变，MRI 还可以观察包膜的完整性和假体内褶皱。假体可能发生移位或翻转，这是手术取出或置换的指征。盐水假体可以根据充注阀的位置判断假体是否翻转。光面假体较毛面假体更易出现移位和旋转。

五、硬纤维瘤

乳腺硬纤维瘤又称为纤维瘤病、韧带样型纤维瘤病、韧带样瘤、侵袭性纤维瘤病等，属于成纤维细胞 / 肌成纤维细胞性肿瘤，占所有乳腺肿瘤的 0.3% 以下。乳腺硬纤维瘤多为单发病灶，双侧病灶少见，具有局部侵袭性生长的特征，可发生在乳腺实质内或起源于胸大肌筋膜并延伸至乳腺，当乳腺肿块与胸壁肌肉关系密切时，需要考虑到纤维瘤病的可能，术前临床和影像学检查易误诊为恶性肿瘤，局部切除后易复发，无转移及恶变潜能。硬纤维瘤病因尚不明确，有文献报道与 Gardner 综合征、乳房硅胶植入或手术创伤有关。一篇病例报告回顾了既往发表的 32 例与乳腺假体相关的硬纤维瘤，其中 17 例患者为硅胶假体，7 例为盐水假体，1 例同时植入硅胶和盐水假体，7 例未包含假体类型信息，假体植入术后的平均发病时间为 3.1 年。乳腺硬纤维瘤 X 线摄影上的表现类似乳腺癌，通常呈

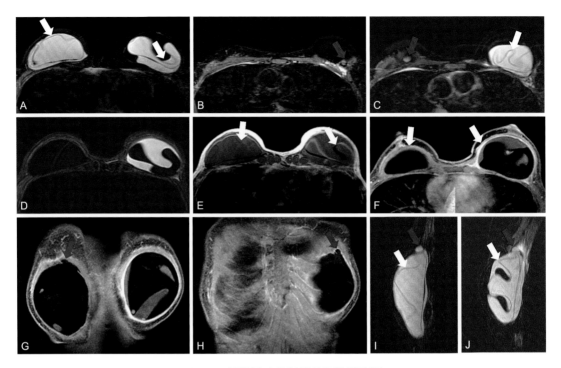

图 4.26　双侧乳房硅胶假体包膜外破裂

A、B 和 C.为轴位 T2WI 亮硅序列，双侧假体内可见"意大利面征"（白箭头），假体周围可见游离硅胶（红箭头）。D.轴位 T2WI 暗硅序列，左侧假体内可见积液。E.轴位 T1WI，双侧假体内可见"意大利面征"（白箭头）。F.轴位 T1WI 脂肪抑制增强序列，双侧假体纤维包膜增厚、强化（白箭头）。G、H.冠状位 T1WI 脂肪抑制增强序列，双侧假体轮廓局部向外突起（红箭头）。I、J.分别为右乳、左乳矢状位 T2WI 亮硅序列，可见"意大利面征"（白箭头）及假体外游离硅胶（红箭头）

不规则的高密度病灶，边缘可有毛刺，但很少显示钙化。乳腺 MRI 是评估胸壁侵犯的最佳成像方法。乳腺硬纤维瘤的影像表现多变，部分可表现为边界清晰的良性肿块，部分可表现为不规则肿块，边缘毛刺，类似恶性肿瘤。硬纤维瘤的 MR 信号强度可反映其组织成分。在 T1WI 上，肿瘤与肌肉相比，通常呈等或低信号。T2WI 信号多变，与成纤维细胞与胶原组织的比例有关。T2WI 上，肿瘤可呈中等至高信号，内可见星芒状或条带状低信号。增强扫描乳腺硬纤维瘤通常表现为缓慢渐进的、中度至明显的不均匀强化，动态增强扫描强化曲线可表现为上升型、平台型或流出型，这可能反映了其组织学的侵袭程度，平台型或流出型曲线的病变，侵袭程度可能高于上升型曲线的病变。

六、假体相关间变性大细胞淋巴瘤

　　乳房假体相关间变性大细胞淋巴瘤（BIA-ALCL）是一种惰性非霍奇金 T 细胞淋巴瘤。BIA-ALCL 高发于乳房假体植入术后 7 ~ 10 年，患病率为（23 ~ 33）/100 万。自 1997 年首例 BIA-ALCL 报道至 2021 年初，全球共报告 953 例病例，含 32 例死亡病例。2016 年，WHO 将 BIA-ALCL 定义为一种独特的实体和间变性淋巴瘤激酶阴性（ALK–）ALCL 的亚型。约 80% 的患者临床表现为假体周围的延迟性积液继发的乳房肿胀、不对称及疼痛不适，其他少见表现包括乳腺实性肿块、包膜挛缩、腋窝淋巴结肿大、皮肤红斑、溃疡等皮肤变化及发热等。与光面假体相比，毛面假体更常见 BIA-ALCL，毛面假体表面纹理面积越大、越粗糙则致病风险越高。目前，BIA-ALCL 的发病机制尚不清楚，可能是遗传因素与慢性炎症等多因素共同作用的结果。

BIA-ALCL 的首选筛查方法是乳腺超声，其诊断积液和肿块的能力优于 X 线摄影。明确积液或肿块后可于超声引导下行积液细针抽吸、肿块穿刺活检、淋巴结穿刺活检等，如积液较少可行假体包膜穿刺活检。而当患者存在乳房肿块时，乳腺 MRI 的诊断效果较超声更好。当怀疑 BIA-ALCL 时，采用乳腺 MRI 增强检查，以评估假体周围积液、假体周围肿块和包膜强化情况。BIA-ALCL 的诊断金标准为病理活检，如发现乳腺肿块及肿大淋巴结，应切取并行组织学活检及免疫表型检测；若未发现肿块，则建议行假体包膜或周围积液的病理学评估。

第九节　乳房假体植入术后患者的乳腺评估

乳房假体植入术后的女性乳腺 X 线检查的敏感性降低。研究显示，隆乳术后乳腺 X 线检查的敏感性仅 45%，而无隆乳手术史的女性乳腺 X 线检查的敏感性为 66%。尽管对于假体植入后的女性，乳腺 X 线检查的图像质量可能会受到一定影响，但乳腺 X 线检查仍然是该人群的主要筛查方式。通常每侧乳房包含 4 个视图，即每侧乳房均行头尾位、内外斜位两个体位投照，每个体位均包括常规视图和假体移位视图。假体移位视图中可包含的乳房组织量与假体位置及假体活动性有关。胸大肌下假体较腺体下假体更易发生移位。一项研究显示，在 252 名接受乳腺 X 线检查的假体植入术后女性中，94% 的胸大肌后假体的假体移位视图图像质量被评价为优秀或良好，而腺体后假体的女性中，仅 47% 的假体移位视图被评价为优秀或良好。

在一些假体植入术后的女性中，由于组织的压缩程度不理想，视图中乳房组织显示不全，限制了乳腺 X 线筛查的敏感性。另外，乳腺 X 线摄影对注射隆乳术后的患者的评估能力也严重受限。当乳腺 X 线诊断价值有限时，可行超声或磁共振筛查。

乳房假体移除后，局部瘢痕或脂肪坏死可能会导致肿块样改变，与既往影像资料比较对于鉴别诊断最有意义。如果软组织肿块是新出现的或进行性增大，或者不确定肿块的稳定性，通常需要超声或 MRI 等额外的检查，必要时需要组织活检。

假体纤维囊常可出现钙化，当假体被取出时，假体的纤维囊不一定同时在手术时去除，乳腺 X 线检查中残留的包膜钙化可表现为不规则粗大钙化，也可见营养不良性钙化和油囊钙化。胸大肌下假体纤维囊钙化位于乳腺实质外，且纤维囊钙化沿着假体边缘分布，而不沿着乳房的解剖节段分布。结合患者假体取出手术史和钙化的形态、分布，一般不难与恶性钙化鉴别。

假体取出术后患者的结构扭曲应该与皮肤瘢痕的位置相关，必要时可用线标记皮肤瘢痕位置后进行额外的乳腺 X 线摄片来确认结构扭曲是否与皮肤瘢痕位置对应。与既往 X 线片对比非常重要，如果是新出现的结构扭曲或进行性增大的结构扭曲，应被视为可疑恶性征象，需要超声检查或超声引导下活检，MRI 也有助于鉴别瘢痕和恶性病变（图 4.27）。

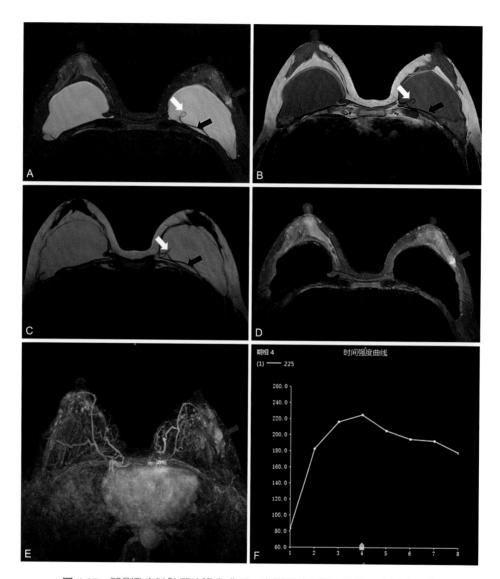

图 4.27　双侧乳房硅胶假体隆乳术后，左侧假体包膜内破裂，左侧乳腺癌

A. 轴位 STIR 序列，双侧乳房硅胶假体为高信号，左侧假体内可见"锁孔征"（白箭头）及"包膜下线征"（黑箭头），左侧乳腺外侧象限可见高信号结节（红箭头）。B. 轴位 T1WI，双侧乳房假体为等信号，左侧乳房假体内可见"锁孔征"（白箭头）及"包膜下线征"（黑箭头）。C. 轴位 T2WI Dixon 序列脂像，双侧乳房硅胶假体为高信号，左侧假体内可见"锁孔征"（白箭头）及"包膜下线征"（黑箭头）。D. 轴位 T2WI Dixon 序列水像，双侧乳房硅胶假体为极低信号，左侧乳腺外侧象限可见高信号结节（红箭头）。E. 轴位 T1WI 增强扫描最大密度投影（MIP）图，左侧乳腺外侧象限可见明显强化结节（红箭头），时间 - 信号强度曲线（F）为流出型

第十节　双能量 CT 在乳房假体并发症诊断中的应用

组织的 CT 值取决于 X 线衰减，而 X 线衰减取决于物理密度和原子序数。如果不同物质的原子序数差异被密度差异抵消，则有可能表现出相同的 CT 值。一般来说，同一种材料在不同的能量下具有不同的 CT 值，不同材料在不同能量水平下 CT 值的变化程度不同。双能量 CT 利用不同物质在不同能量下 X 线衰减差异，可以获得材料的成分信息，将其与其他组织进行区分。硅胶与软组织包含的主要元素如氢和氧原子序数存在差异，导致硅胶和软组织在低能量 CT 与高能量 CT 图中的斜率不同，因此，双能量 CT 能很好地区分乳房软组织和硅胶。Johnson 等采用双能量 CT 对 7 个乳房硅胶假体进行评估，有 2 名患者接受了假体取出术，双能量 CT 显示其中一名患者的双侧乳房假体均完整，另一名患者的乳房假体破裂，超声、MRI 和术中所见证实了双能量 CT 的诊断。Glazebrook 等比较了双能量 CT 和乳腺 MRI 在检测乳房硅胶假体破裂和含硅淋巴结方面的能力，结果显示双能量 CT 在检测硅胶体外破裂和含硅淋巴结方面与 MRI 相似，对于不能或不愿意接受 MRI 检查的患者，双能量 CT 可能是一种选择。

第十一节　假体植入加乳房注射隆乳的评估

自体脂肪具有易获取、无免疫排斥反应及效果持久等特点，目前已广泛应用于修复重建及美容外科中。应用自体脂肪移植进行乳房再造及隆乳已成为整形外科常见的手术之一，由于其切口小、手感好及形态自然等优点，易被患者所接受，适用于因各种原因需要行乳房整形的患者。自体脂肪移植隆乳术后可能出现脂肪坏死、脂性囊肿（oil cyst）、结节等并发症。脂性囊肿常见 X 线表现为单发或多发低密度肿物，边缘光滑，有包膜，周围可见环状或"蛋壳样"钙化，部分隆乳术后脂性囊肿周围可见透亮环状低密度带。自体脂肪移植隆乳术后另一常见 X 线表现为乳腺钙化，多为营养不良性钙化，部分可表现为粗大不均质、细小无定形或多形钙化等可疑恶性钙化。脂肪坏死晚期阶段，炎症细胞及纤维成分可替代脂肪成分，表现为腺体内不对称致密影、结构扭曲、不规则肿块，肿块密度可不均匀，边缘呈毛刺状。进行性纤维化病变密度逐渐增高，体积可逐渐缩小。脂肪坏死的 MRI 表现与病变内的炎症反应、液化脂肪和纤维化的数量有关。MRI 上脂肪坏死的典型表现为圆形或椭圆形的薄壁含脂病变，绝大多数病例都或多或少可见脂肪信号。部分病例由于伴有出血或炎症细胞浸润，在常规 T1WI 及脂肪抑制 T1WI 表现为病灶内局部的高信号。STIR 序列的"黑洞征"可帮助诊断脂肪坏死，这一征象可能是由于 STIR 序列对磁场不均匀性不敏感，其信号抑制的特异性低，可以同时抑制水和脂肪组织的信号，因此，脂肪坏死病灶内部液态的脂肪成分在 STIR 序列上比周围正常脂肪组织信号受抑制程度更彻底，而呈现更低信号。乳腺 MR 动态增强后，典型的薄壁含脂病变无强化或仅轻度环形强化。随着炎症细胞浸润和周围纤维组织增生，环壁可增厚、形态逐渐不规则。当病变内部脂肪成分完全被替代时，可表现为不规则形伴边缘毛刺的实性肿块，与乳腺癌类似。病变的强化程度可随急、慢性炎症改变及肉芽组织的比例不同而表现多变，不同时期的乳腺脂肪坏死病灶可表现为"流入型""平台型"或"流出型"三种不同类型曲线，时间信号强度曲线对乳腺脂肪坏死与恶性病变鉴别诊断意义有限（图 4.28 、图 4.29 ）。

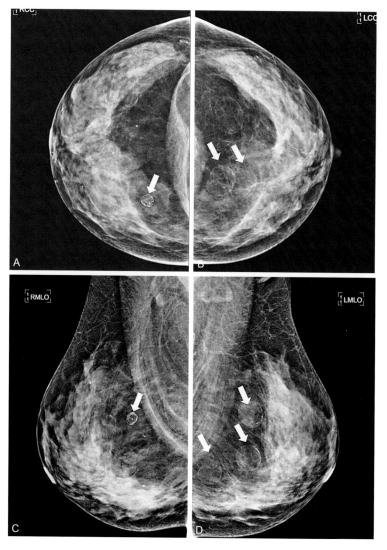

图 4.28　自体脂肪注射隆乳术后

A、B. 分别为右乳、左乳 X 线摄影头足位，C、D. 分别为右乳、左乳内外斜位，显示双侧乳房腺体后方多发类圆形低密度透亮影伴蛋壳样钙化（白箭头）

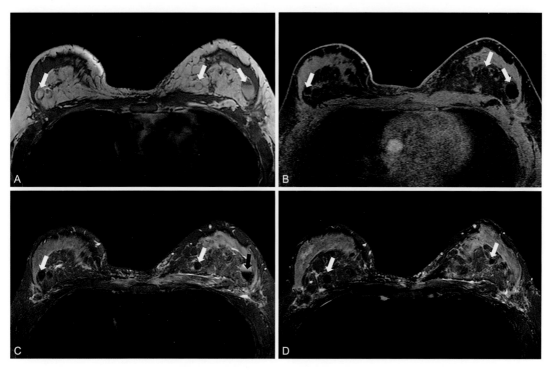

图 4.29　双侧乳房自体脂肪注射隆乳术后

A、B. 分别为轴位 T1WI 和 3D-T1WI 脂肪抑制序列，双侧乳房腺体后方见短 T1 脂肪信号影，内见多发类圆形脂性囊肿（白箭头），T1WI 呈高信号，脂肪抑制序列呈低信号，边缘见环形线状低信号。C、D. 为轴位 STIR 序列，大部分脂性囊肿信号明显减低，即"黑洞征"（白箭头），左侧乳房较大脂性囊肿内可见脂液平面（黑箭头）

聚丙烯酰胺水凝胶（polyacrylamide gel, PAAG）作为一种注射性软组织填充剂于 1997 年引入我国并应用于临床，国内商品名奥美定。PAAG 注射隆乳术因操作简便、创伤小等优势被许多女性隆乳术者接受，但随着随访时间延长，术后并发症有日益增多的趋势。2006 年 4 月，PAAG 被国家食品药品监督管理局禁止用于人体注射，但目前临床检查中偶尔仍可遇到 PAAG 注射隆乳术后的患者。在乳腺 X 线图像中，PAAG 乳房假体与盐水假体密度相似，不易区分。通常能看到假体的边界，但是会受到腺体和脂肪比例的影响，表现无特异性。MRI 可评估假体形态学情况。PAAG 含水超过 95%，因此假体在 MRI 上与水信号强度类似，T1WI 序列呈低信号，T2WI 序列呈高信号。T2WI 序列对 PAAG 假体形态、浸润评估效果最佳。未破裂的 PAAG 假体在 T2WI 上为乳腺后间隙内半圆形均质高信号，周围可有线状低信号纤维包膜，前方被压缩的乳腺组织均匀分布。由于注射隆乳为盲法操作，且 PAAG 会在组织间隙内发生扩散和游走，临床上常遇到假体不对称、移位等情况。如果将 PAAG 注射到腺体层，假体可聚集成多个大小不等 T2WI 高信号的囊状影。有时 PAAG 假体可移位至胸大肌间隙甚至胸骨前间隙。MRI 还可诊断 PAAG 注射隆乳后多种并发症，如感染、脓肿或炎性反应、癌变等，此时常用 T2WI 序列及 T1WI 动态增强序列。炎性病灶形态学有恶性征象时，需要结合功能序列进行良恶性鉴别。弥散加权成像

（diffusion weighted imaging, DWI）可以间接反映活体组织水分子在细胞内及细胞外空间的扩散运动，提供更多良恶性的信息。恶性肿瘤细胞一般更密集，DWI 会表现为更高信号，表观扩散系数（apparent diffusion coefficient, ADC）减低。MR 动态增强曲线，根据注射对比剂后感兴趣区不同时间的增强程度做出的时间 - 信号强度曲线，广泛应用于乳腺肿块及非肿块样强化病变的鉴别诊断。一般来说延迟期动态曲线流入型多为良性病变，平台型曲线可为良性或恶性，而流出型曲线更多为恶性病变。DWI 和 MRI 动态增强曲线结合，可以提高肿块型和非肿块型病变良恶性鉴别诊断的准确率。

PAAG 假体不能通过手术彻底清除，PAAG 注射隆乳取出术后有无较多注射材料残留以及残留 PAAG 在体内如何分布，都是放射科医师需要关注的。PAAG 取出术后乳房形态会发生变化，一部分患者会在假体取出术后行乳房再造术。PAAG 注射隆乳取出后行硅胶假体植入术的患者，判断假体有无破裂及是否合并肿瘤时，需要注意鉴别（图 4.30 ～ 图 4.33）。

透明质酸（hyaluronic acid, HA）是一种独特的线性大分子多糖，存在于所有哺乳动物组织中。透明质酸隆乳术后在乳腺 X 线影像上表现为单发或多发结节或肿块，密度高于单纯囊肿，低于硅胶假体，大小与分布通常与注射技术有关。当注射到胸大肌时，在头尾（CC）位和内外斜（MLO）位可见到肌肉的高密度突起。MRI 上透明质酸假体信号与水相似，正常情况下在 T2WI 序列表现为腺体后间隙半球形均质高信号。HA 相关并发症与 PAAG 类似，包括 HA 迁移导致的乳房轮廓不满意、乳房肿块或疼痛、继发感染等。HA 一般在注射术后 12 ~ 18 个月自然降解或吸收，但不同个体的吸收时间差异较大，文献报道在 HA 隆乳术后 4 年多后，部分患者的 MRI 或超声检查中仍可见少量 HA 残留。

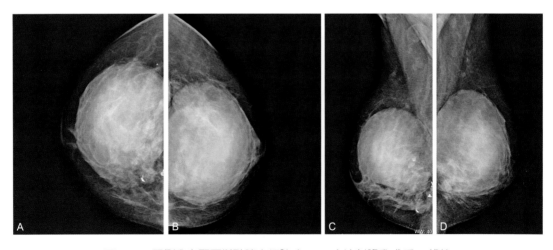

图 4.30　双侧乳房聚丙烯酰胺水凝胶（PAAG）注射隆乳术后 X 线片

A、B. 分别为右乳、左乳头足位。C、D. 分别为右乳、左乳内外斜位，可见双侧乳房深方见半球形等密度影，与正常腺体分界模糊

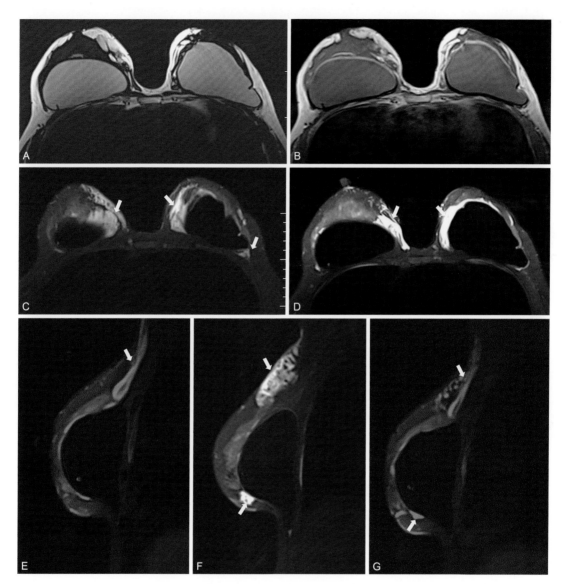

图 4.31　双侧乳房聚丙烯酰胺水凝胶（PAAG）取出术后，双侧乳房硅胶假体隆乳术后

A. 轴位 T2WI Dixon 序列脂像。B. 轴位 T1WI。C、D. 轴位 T2WI Dixon 序列水像。E、F 和 G. 矢状位 T2WI Dixon 序列水像。双侧硅胶假体在 T2WI Dixon 序列脂像为高信号，在水像为极低信号，在 T1WI 为等信号。聚丙烯酰胺水凝胶在 T2WI Dixon 序列水像为高信号，该患者双侧乳房假体周围可见多发聚丙烯酰胺水凝胶残留（白箭头）

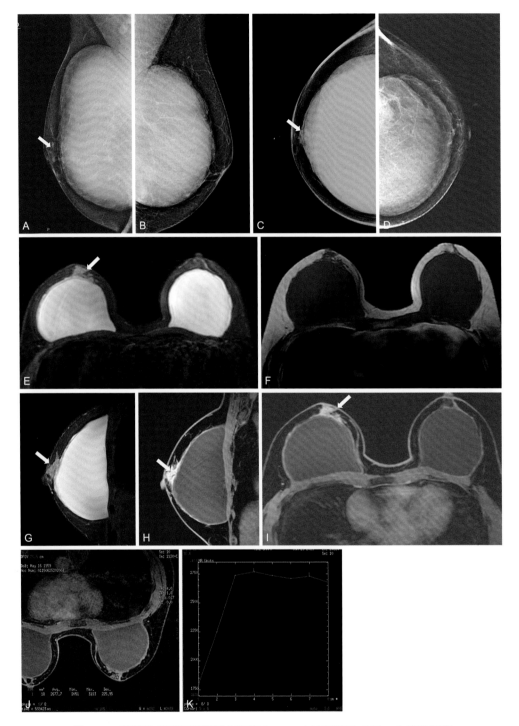

图 4.32　双侧乳房聚丙烯酰胺水凝胶（PAAG）注射隆乳术后，右侧乳腺癌

A、B. 分别为右乳、左乳 X 线摄影内外斜位。C、D. 分别为右乳、左乳 X 线摄影头足位。双侧乳房可见半球形等密度影，边界清晰。右侧乳头后方可见不规则稍高密度结节（白箭头）。E、F. 分别为轴位 T2WI Dixon 序列水像和脂像。G. 为右乳矢状位 T2WI Dixon 序列水像。H、I. 分别为矢状位、轴位 T1WI 脂肪抑制增强序列。J、K. 分别为动态增强扫描、时间 - 信号强度曲线。聚丙烯酰胺水凝胶在水像为高信号，在脂像为低信号，与水的信号相近。右侧乳头后方可见不规则长 T2 信号结节（白箭头），增强扫描明显强化，时间 - 信号强度曲线为平台型

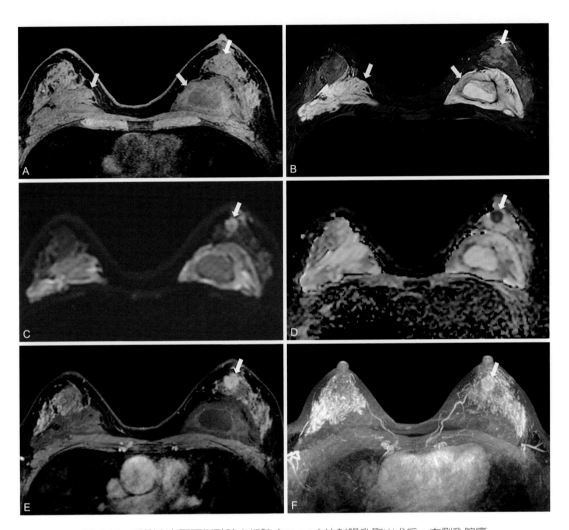

图 4.33　双侧乳房聚丙烯酰胺水凝胶（PAAG）注射隆乳取出术后，左侧乳腺癌

A、B. 分别为轴位 3D-T1WI 脂肪抑制序列和轴位 STIR 序列，双侧乳房腺体后方见不规则团片状长 T1、长 T2 信号水凝胶残留（黄箭头），左侧乳腺上象限见类圆形等 T1、稍长 T2 信号结节（白箭头），边缘可见分叶。C、D. 分别为 DWI（b=1000）和 ADC 图，左侧乳腺上象限结节在 DWI 呈高信号（白箭头），ADC 图呈低信号（白箭头）。E、F. 分别为轴位 T1WI 脂肪抑制增强图像和 MIP 图，结节增强扫描明显强化（白箭头）

参考文献

[1] Seiler SJ, Sharma PB, Hayes JC, et al. Multimodality imaging-based evaluation of single-lumen silicone breast implants for rupture. Radiographics, 2017, 37(2): 366-382.

[2] Norena-Rengifo BD, Sanin-Ramirez MP, Adrada BE, et al. MRI for evaluation of complications of breast augmentation. Radiographics, 2022, 42(4): 929-946.

[3] Georgieva M, Kammerer S, Prantl L, et al. Imaging of breast implant and implant-associated complications: Capsular contracture and intra- or extracapsular rupture. Clin Hemorheol Microcirc, 2020, 76(2): 221-231.

[4] Wong T, Lo LW, Fung PY, et al. Magnetic resonance imaging of breast augmentation: a pictorial review. Insights Imaging, 2016, 7(3): 399-410.

[5] Juanpere S, Perez E, Huc O, et al. Imaging of breast implants-a pictorial review. Insights Imaging, 2011, 2(6): 653-670.

[6] Krisnan RNK, Chotai N. Imaging spectrum of augmented breast and post-mastectomy reconstructed breast with common complications: a pictorial essay. Korean J Radiol, 2021, 22(7): 1005-1020.

[7] Venkataraman S, Hines N, Slanetz PJ. Challenges in mammography: part 2, multimodality review of breast augmentation-imaging findings and complications. AJR Am J Roentgenol, 2011, 197(6): W1031-W1045.

[8] Middleton MS. MR evaluation of breast implants. Radiol Clin North Am, 2014, 52(3): 591-608.

[9] Giovannini E, Travascio L, Follacchio GA, et al. Medical imaging of inflammations and infections of breast implants. Diagnostics (Basel), 2023, 13(10): 1807.

[10] Sánchez Rubio N, Lannegrand Menéndez B, Duque Muñoz M, et al. Uncommon complications of breast prostheses. Radiologia (Engl Ed), 2020, 62(4): 266-279.

[11] Maijers MC, Niessen FB, Veldhuizen JF, et al. MRI screening for silicone breast implant rupture: accuracy, inter- and intraobserver variability using explantation results as reference standard. Eur Radiol, 2014, 24(6): 1167-1175.

[12] Samreen N, Glazebrook KN, Bhatt A, et al. Imaging findings of mammary and systemic silicone deposition secondary to breast implants. Br J Radiol, 2018, 91(1089): 20180098.

[13] Herborn CU, Marincek B, Erfmann D, et al. Breast augmentation and reconstructive surgery: MR imaging of implant rupture and malignancy. Eur Radiol. 2002, 12(9): 2198-2206.

[14] Chala LF, de Barros N, de Camargo Moraes P, et al. Fat necrosis of the breast: mammographic, sonographic, computed tomography, and magnetic resonance imaging findings. Curr Probl Diagn Radiol, 2004, 33(3): 106-126.

[15] Glazebrook KN, Doerge S, Leng S, et al. Ability of dual-energy CT to detect silicone gel breast implant rupture and nodal silicone spread. AJR Am J Roentgenol, 2019, 212(4): 933-942.

[16] Ghanta S, Allen A, Vinyard AH, et al. Breast fibromatosis: making the case for primary vs secondary subtypes. Breast J, 2020, 26(4): 697-701.

[17] Tzur R, Silberstein E, Krieger Y, et al. Desmoid tumor and silicone breast implant surgery: is there really a connection? a literature review. Aesthetic Plast Surg, 2018, 42(1): 59-63.

[18] Seo YN, Park YM, Yoon HK, et al. Breast fibromatosis associated with breast implants. Jpn J Radiol, 2015, 33(9): 591-597.

[19] Kim MJ, Wapnir IL, Ikeda DM, et al. MRI enhancement correlates with high grade desmoid tumor of breast. Breast J, 2012, 18(4): 374-376.

[20] Clemens MW, Brody GS, Mahabir RC, et al. How to diagnose and treat breast implant-associated anaplastic large cell lymphoma. Plast Reconstr Surg, 2018, 141(4): 586e-599e.

[21] Rotili A, Ferrari F, Nicosia L, et al. MRI features of breast implant-associated anaplastic large cell lymphoma. Br J Radiol, 2021, 94(1125): 20210093.

[22] Sharma B, Jurgensen-Rauch A, Pace E, et al. Breast implant-associated anaplastic large cell lymphoma: review and multiparametric imaging paradigms. Radiographics, 2020, 40(3): 609-628.

[23] Glazebrook KN, Leng S, Jacobson SR, et al. Dual-energy CT for evaluation of intra- and extracapsular silicone implant rupture. Case Rep Radiol, 2016, 2016: 6323709.

[24] Goh WXT, Lee YS, Teo SY. Injection mammoplasty: Normal imaging appearances, complications, and implications for mammographic screening. Breast Dis, 2023, 42(1): 37-44.

[25] Carvajal J, Patiño JH. Mammographic findings after breast augmentation with autologous fat injection. Aesthet Surg J, 2008, 28(2): 153-162.

[26] Khedher NB, David J, Trop I, et al. Imaging findings of breast augmentation with injected hydrophilic polyacrylamide gel: patient reports and literature review. Eur J Radiol, 2011, 78(1): 104-111.

[27] Lui CY, Ho CM, Iu PP, et al. Evaluation of MRI findings after polyacrylamide gel injection for breast augmentation. AJR Am J Roentgenol, 2008, 191(3): 677-688.

[28] Trignano E, Rusciani A, Armenti AF, et al. Augmentation mammaplasty after breast enhancement with hyaluronic acid. Aesthet Surg J. 2015, 35(6): NP161-NP168.